DIE TECHNIK
DER QUANTUM LOGIC MEDICINE
– light –

Walter Köster

Unheilbarkeit hält man meist
für die Eigenschaft einer Krankheit.

Dem ist aber nicht so.

Heilbarkeit hängt von der Medizin ab,
die wir anwenden.

Heilbarkeit und Unheilbarkeit
sind also Qualitäten einer Medizin!

ISBN 978-3-9813042-4-4

Verlag Quantum Logic Medicine, Frankfurt

Grafische Gestaltung Jonas Rehn, Frankfurt am Main
gestaltung@jonasrehn.de
www.jonasrehn.de

Wir danken Frau Dr. Ursel Busch für das Lektorat.

Gewidmet
Prof. Dr. med. Juan Ramon Zaragoza Rubira †,
Emeritierter Dekan der Universität Sevilla.

„Die Medizin muss eine wissenschaftliche Entwicklung nachholen, welche die Physik ihr voraus hat.“

Inhaltsverzeichnis

Vorwort

Technik muss einfach sein. Kaum jemand will Physik von der Basis an lernen, um seine Surftechnik zu verbessern. Nur wenn er selbst ein Surfbrett entwickeln oder eine Meisterschaft fahren will, braucht er die hohe Theorie. Nicht anders in der Quantenlogischen Medizin.

Dieses Buch stellt die Technik einfach dar. Deshalb wurde mancher quantenlogische Begriff vereinfacht dargestellt. Er soll für den klassisch geschulten Arzt und Leser leichter zugänglich zu sein. Für die heutige Technik reicht das aus. Technik erspart langes Ausprobieren. Technik sichert gegen die Wiederholung von Fehlern ab, die andere über Jahre gemacht haben. Technik macht scheinbar komplizierte Vorgänge ganz leicht durch klare Einzelschritte. Technik ist die Voraussetzung für Meisterschaft.

Wir brauchen Meister in der Medizin. Zu viele Kranke warten auf Heilung.

Frankfurt, 21. September 2011

Walter Köster

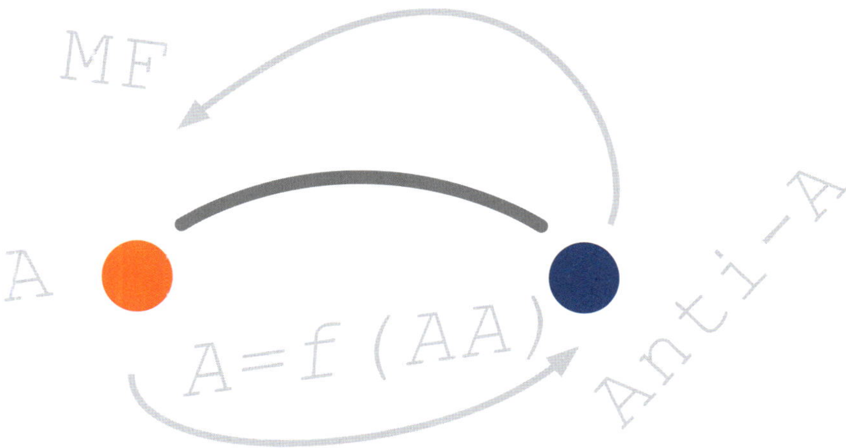

TEIL A

Logik vereinfacht, was schwierig erscheint

(Die Logik der Technik)

1. Symptome verschwinden sang- und klanglos

Ein Patient will gesund werden. Was kann man für ihn tun?

Diese Frage passt eigentlich nicht in die gängige Medizin. Ist doch der Patient gar nicht ihr wissenschaftliches Objekt.

Die Medizin fragt lediglich nach seinen Symptomen. Und DIE behandelt sie.
DIE will sie wegnehmen.
Logisch, oder?

Stellen Sie sich nun vor, Sie kämen in eine Arztpraxis, in der man Sie so gesund machen wollte, dass für Ihre Krankheit kein Platz mehr bliebe. All Ihre Symptome würden sich sang- und klanglos verziehen, ohne dass der Arzt etwas gegen sie unternommen hätte. Er hätte nur ihre Gesundheit derart verbessert, dass die Symptome nicht mehr bleiben könnten und verschwänden.

Eine kühne Vorstellung, nicht wahr? Wie sollte das gehen?

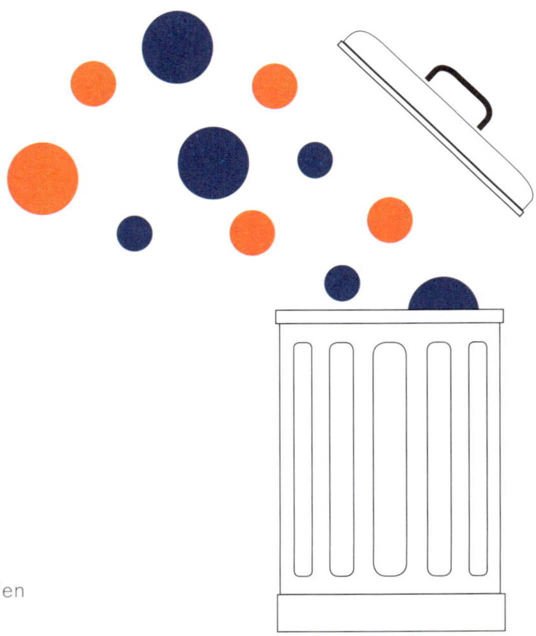

Symptome verschwinden
wie im Abfalleimer.

2. Symptome weichen der Gesundheit

Tatsächlich geht das einfach, sicher und zielstrebig. Es geht mit exakter Quantenlogik. Nicht ungefähr, sondern Schritt für Schritt. Ihr Auto fahren Sie ja auch nicht ungefähr. Ihr Arzt für Quantum Logic Medicine hat etwas gelernt, was Sie jetzt ganz schnell grundsätzlich verstehen werden.

Dieser Arzt will kein Symptom reparieren. All Ihre Symptome sollen lediglich Ihrer Gesundheit weichen. Um das bewirken zu können, muss der Arzt nur zwei Aussagen klären, die aber exakt:

Was genau sind Sie als ganzer Mensch? Und wie muss eine darauf ausgerichtete Medizin aussehen, damit sie Ihre Gesundheit als ganze so aktiviert, dass all Ihre Krankheiten sich in Nichts auflösen?

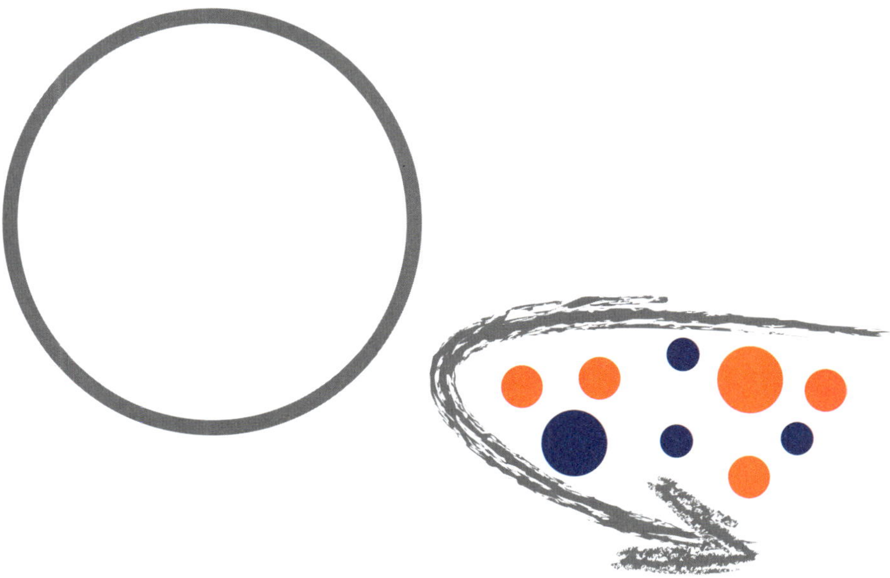

Symptome weichen vor der Gesundheit.

3. Zum ganzen Patienten gehören all seine Daten

Was also ist das, der Patient?
Wie kann der Arzt ihn als ganzen erfassen?

Der Arzt will ihn ganz heilen. Ganz heilen bedeutet alles heilen. Alles heißt wirklich Alles. So kann der Arzt keine Daten ausschließen, die er von seinem Patienten erfährt. Oder kennen Sie Daten von sich, die nicht zu Ihnen gehören?

Also sammelt der Arzt alle, wirklich alle Daten des Patienten, die ihm zur Kenntnis kommen.

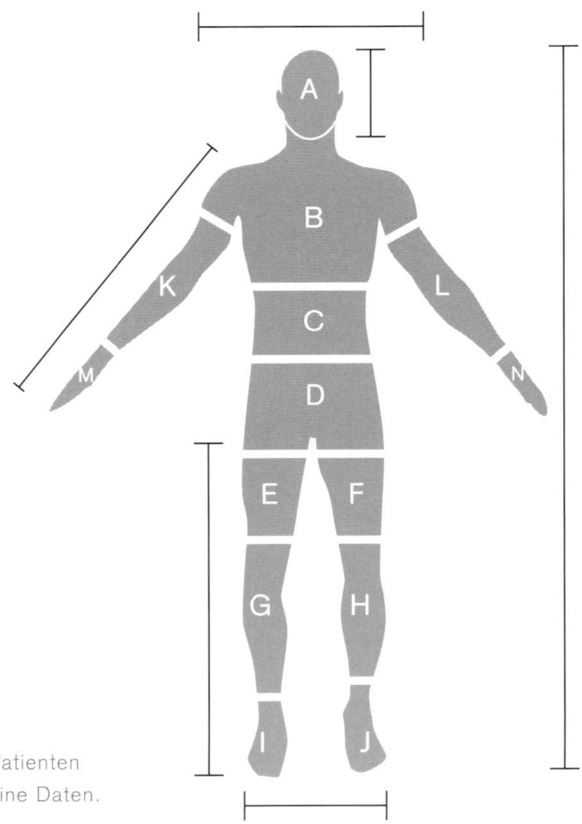

Zum ganzen Patienten gehören all seine Daten.

4. Das Ganze – eine Beziehung

Kippt der Arzt alle Daten eines Patienten auf einen Haufen, so ist das aber noch lange nicht der Patient! Der Arzt muss noch mehr wissen.

Das sehen Sie zum Beispiel an Ralf. Sein Kopf ist oben und seine Füße sind unten. Also ist er kein willkürlich zusammengewürfelter „Datenhaufen". Zeigen doch diese Daten eine Beziehung zueinander aus Oben und Unten. Der Arzt erfährt aber auch originellere Eigenschaften von Ralf. So korrigiert Ralf beim Schreiben „alles dreihundertmal"! Auch diese Aktion hat eine Beziehung zu etwas, zu einer Eigenschaft von Ralf. Ralf tut das nämlich, weil er so perfektionistisch ist.

Also ist Ralf nicht einfach ein Berg von Fakten.
Seine Daten stehen in Beziehung zueinander,
sein Kopf mit seinem oberen Pol,
seine Füße mit dem Boden,
seine Korrekturen mit seinen Fehlern beim Schreiben
und seinem Perfektionismus.

Beziehungen durchziehen Ralf überall und verbinden ihn. Durch sie wird er zu einem Zusammenhang, einem funktionierenden Ganzen.

Also sammelt der Arzt nicht nur alle Informationen, sondern gezielt die über die Beziehungen, die er bei Ralf findet. Denn die verbinden Ralf – zu einem Ganzen.

Ein Datenberg
ist noch kein Mensch.

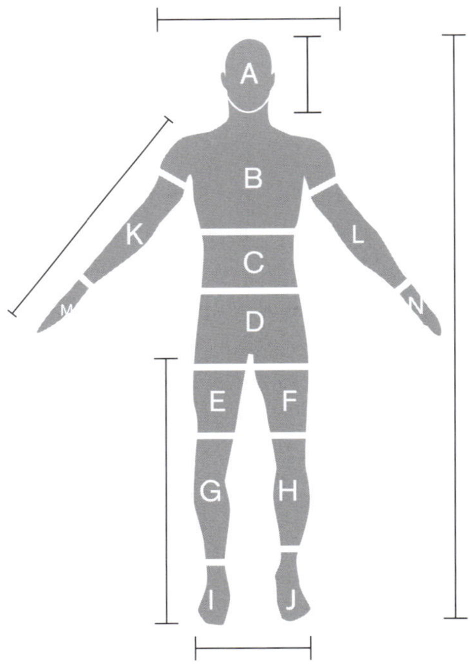

Beziehungen durchziehen
den Patienten überall
und verbinden ihn
zu einem Ganzen.

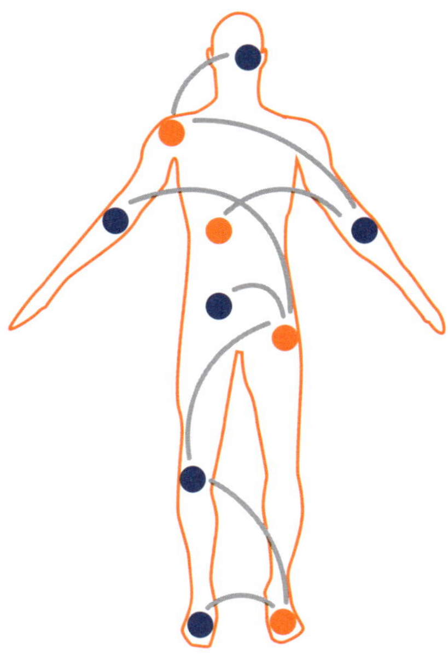

5. Prozesse und Abläufe

Ralf macht Fehler beim Schreiben. Dann korrigiert er die Fehler. Erst ein Fehler, dann die Korrektur. Und das „dreihundertmal“. Wieder ein Fehler, wieder eine Korrektur. Da geht etwas vor sich! Die Korrektur folgt dem Fehler.
Wo Beziehungen wirken, laufen offenkundig Prozesse ab.

Kennt der Arzt den Ablauf, besitzt er mehr Information. Sagt doch „Fehler und Korrektur“ weniger aus als „Erst der Fehler, dann die Korrektur, und das dreihundertmal“.

Da der Arzt möglichst viele Informationen über die Beziehungen bei Ralf gewinnen will, sammelt er gezielt alle Prozesse und Abläufe, die er bei Ralf wahrnimmt.

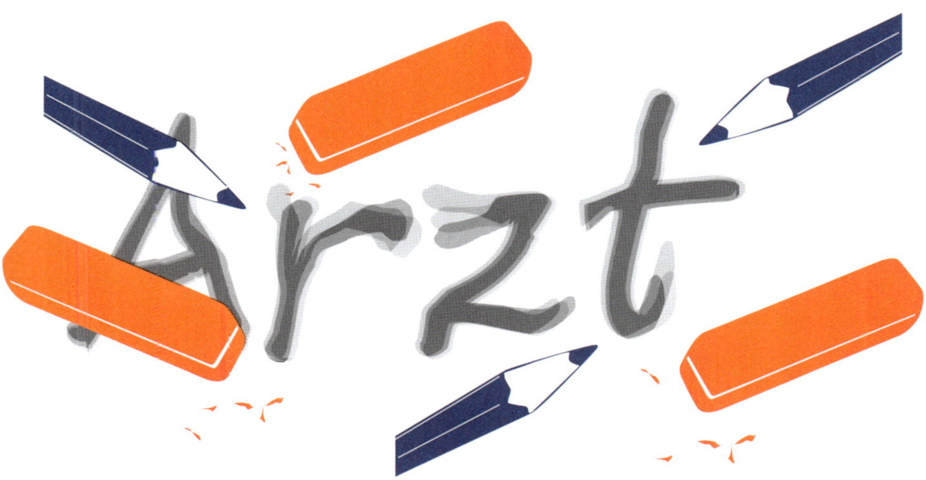

6. Ralf zeigt eine Tendenz zu Fehlern und Korrektur

Ralf macht dreihundertmal Fehler und korrigiert sie dreihundertmal. Warum?
Wieso läuft dieser Prozess dreihundertmal ab?
Was hält den Vorgang in Bewegung?

Offensichtlich kann Ralf an keiner der beiden Seiten stoppen. Tatsächlich würde der Prozess sofort aufhören, bliebe Ralf nach der Korrektur fehlerfrei – oder wenn er sich künftig mit Fehlern abfinden würde, ohne sie zu korrigieren.

Beides tut er aber nicht, er macht erneut Fehler und korrigiert sie wieder. Da Ralf beide Seiten, Fehler und Korrektur verwirklicht, muss er für beide „etwas übrig haben". Eine Tendenz oder einen Impuls zu beiden muss es in ihm geben. Ob er das will oder nicht, ist hier nicht gefragt. Die Tatsachen zeigen schlicht: Beide Seiten werden unterstützt.

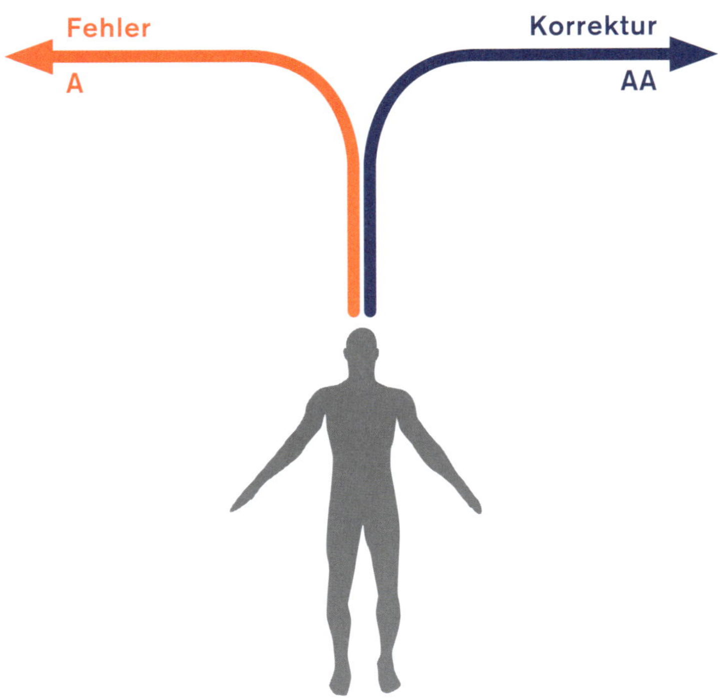

7. Die Lösung liegt im zeitlichen Wechsel

Dann ist Wechsel die logische Folge! Denn unter diesen Umständen bleibt Ralf als ganzem nur übrig, beide Seiten abwechselnd zu verwirklichen, da sie nicht gleichzeitig und gemeinsam auftreten können. Unübersehbar schließen sie sich aus: Perfekt Sein ist nicht Fehler Machen und umgekehrt.

Wenn beide sich abwechseln, weil sie sich ausschließen, nennt man das Komplementarität. Aus ihr entsteht bei Lebewesen eine auffallende Wechselfunktion. Das liegt daran, dass Lebewesen eine Zeitspanne zurücklegen. Das gibt ihnen die eigentlich ausgeschlossene Chance, Unversöhnliches gemeinsam zu verwirklichen – indem sie beide Seiten in der Zeit abwechseln lassen.

Periodisches Wechseln ist ein Zeichen des Lebens, denken Sie an Herz und Lunge.

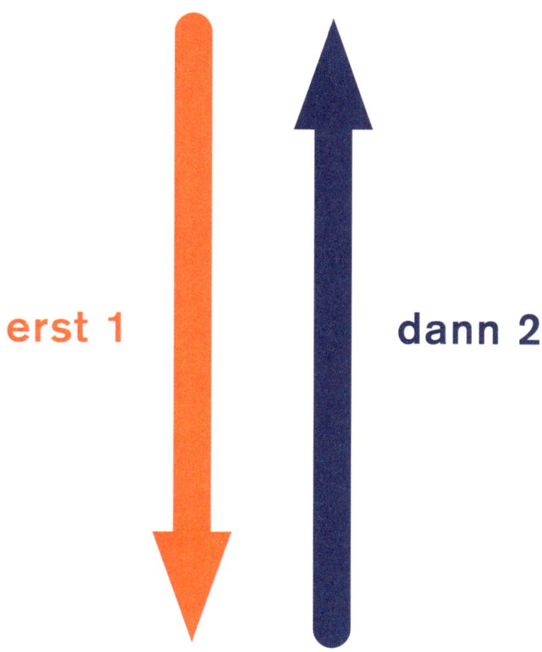

8. Der Wechsel kreiert eine Kreisfunktion in der Zeit

Durch das strikte Abwechseln entsteht eine Kreisfunktion wie bei Ebbe und Flut. Im zeitlichen Wechsel bekommt jede Seite immer mal eine Chance, das Fehler Machen und die Korrektur. Erst die Zeit zeigt ihr Wechselspiel, verbindet beide zu einem Ganzen.

Das interessiert natürlich den Arzt für Quantum Logic Medicine, der das Ganze sucht. Er notiert deshalb diesen Kreis auch bei Ralf. Einerseits steigt angesichts der Fehler das Interesse an einer besseren Korrektur. Eine immer gewissenhaftere Korrektur vermehrt aber wiederum die entdeckten Fehler. Wie ein Selbstläufer dreht sich dieses Rad immer schneller. Was Ralf bewegt, wird hier sichtbar.

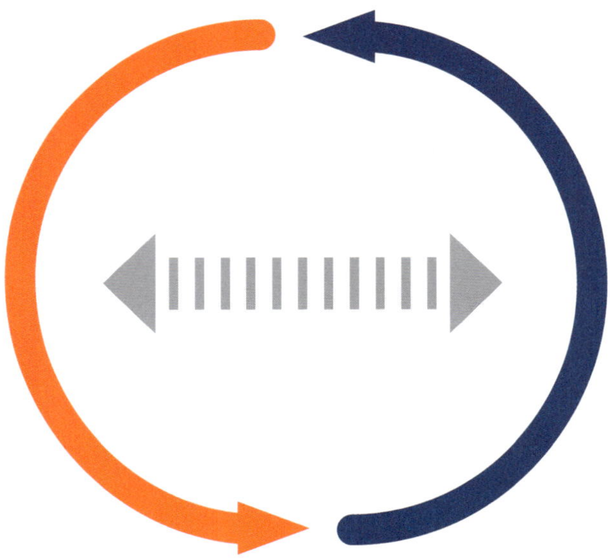

Korrektur bekommt Sinn durch Fehler,
Fehler wird interessant für Korrektur.

Beide distanzieren sich durch gegenseitigen Ausschluss.

9. Der funktionale Raum

Die daraus entstehende Dynamik ermöglicht es, dass die sonst unvereinbaren Fehler und Korrektur gelebt werden können. Beide verbindet die Zeit, während die Unvereinbarkeit sie in extreme Widersprüche trennt.

Beide Extreme sind wie die gegenüberliegenden Grenzen eines Raums, zwischen denen sich Ralfs Thema webt. Dreihundertmal von rechts nach links und von links nach rechts. Das eigentliche Geschehen kreist zwischen und in beiden. Fehler und Korrektur sind nur die Extremseiten. Aber weil sie Extreme sind, sind sie nicht zu übertreffen und damit fassbare Grenzen.

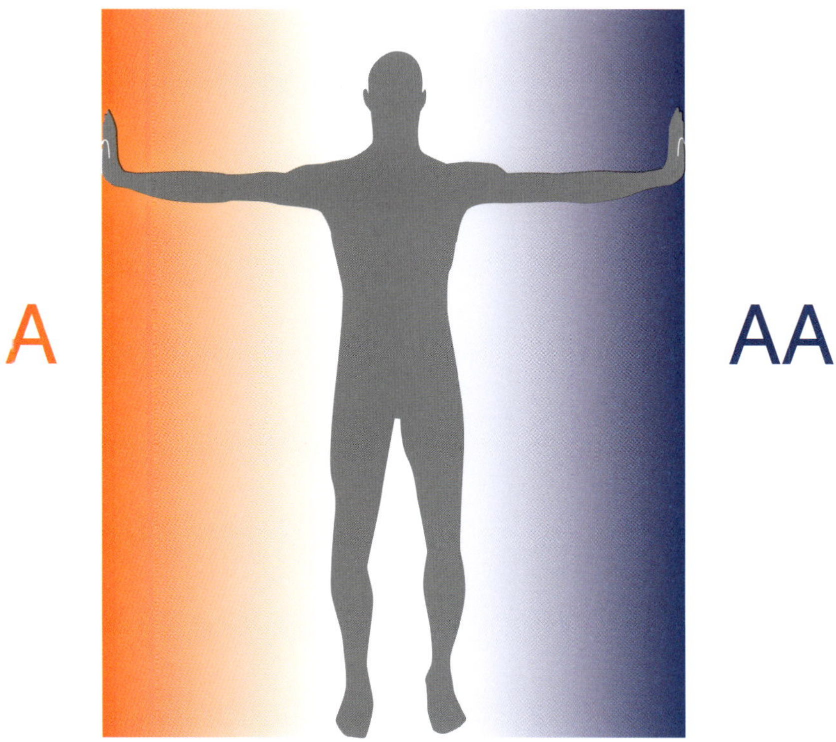

Der Raum, zu dem diese Grenzen gehören, entsteht aus Ralfs Funktion. Der Arzt für Quantum Logic Medicine nennt ihn den Funktionalen Raum. Er schaut ihn ganz genau an.

Beim kranken Ralf lassen sich zwei Seiten erkennen (Fehler und Korrektur), die sich heftig und „dreihundertmal" auseinandersetzen. Beide widersprüchliche Extreme lassen sich leicht begreifen, an-ders als ein leerer Raum. Das nutzt der Arzt. Er kann die Geschehnisse besser fassen, wenn sein Blick auf den beiden Extremen ruht und von dort aus in dem Raum dazwischen. Er kann dann erkennen, was sich zwischen beiden tut. Ralf bekommt sie offenkundig nicht „unter einen Hut". Diesen „Hut" muss der Arzt finden.

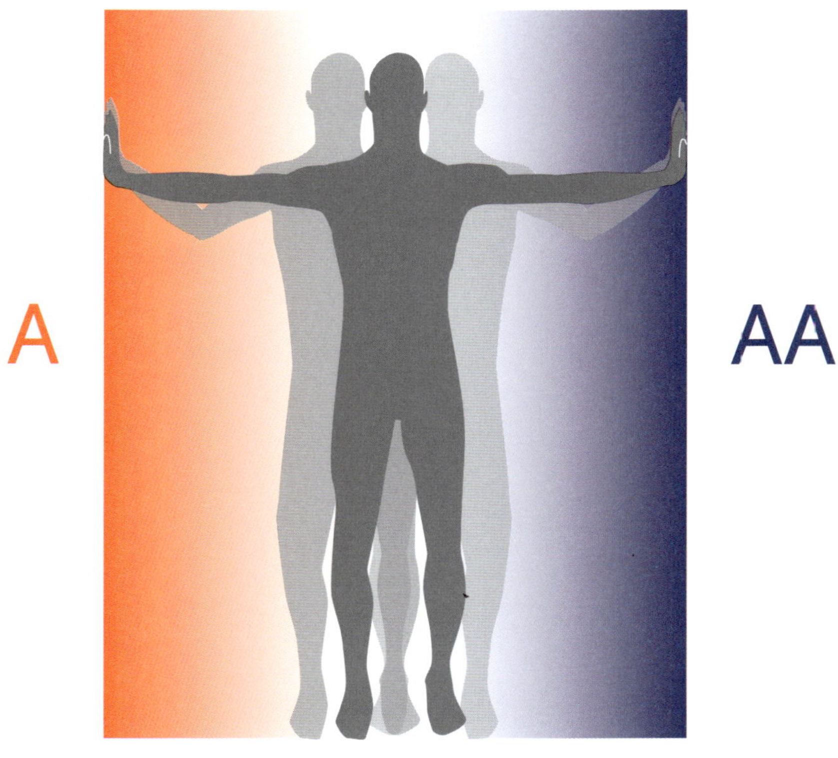

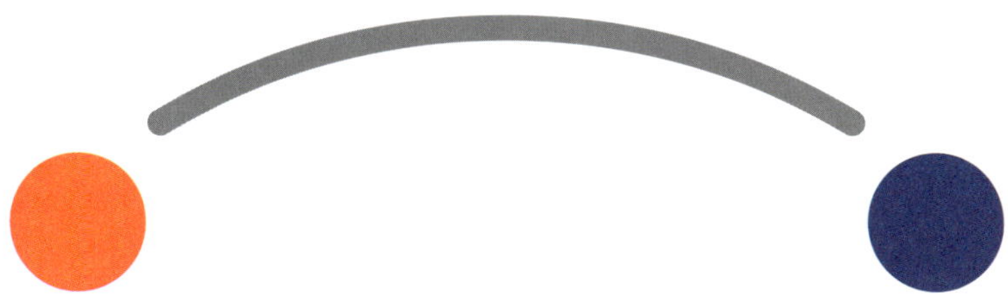

TEIL B

Das Quant

10. Bleibend ist nur die Mathematische Form

Wollte der Arzt Ralf erfassen, könnte er ihn weder als bleibend fehlerhaft noch als bleibend korrekt beschreiben. Der „Hut“, der beide vereint, muss etwas anderes sein. Das zeigt sich rasch. Nur auf das Ritual des dreihundertmaligen Wechselns trifft der Arzt auf beiden Seiten und zwischen ihnen, ob Ralf nun gerade Fehler macht oder korrigiert. Dieses Ritual ist bleibend.

Bleibend ist der Umgang beider miteinander, das „dreihundertmalige“ Wiederholen. Es bestimmt die Form ihres Auftretens, wann welche Seite wie schnell auf die andere Seite reagiert. Es heißt dementsprechend Mathematische Form. Wie eine mathematische Formel beschreibt es sein Tun.

Ralf könnte auch erst gar nichts tun und dann in Hektik geraten, er könnte nur einmal korrigieren und dann aufgeben, oder er würde zornig werden und anderen die Schuld geben. Noch viele andere Varianten hätte Ralf. Aber er reagiert auf seine Art, durch „dreihundertmal“ Wiederholen.

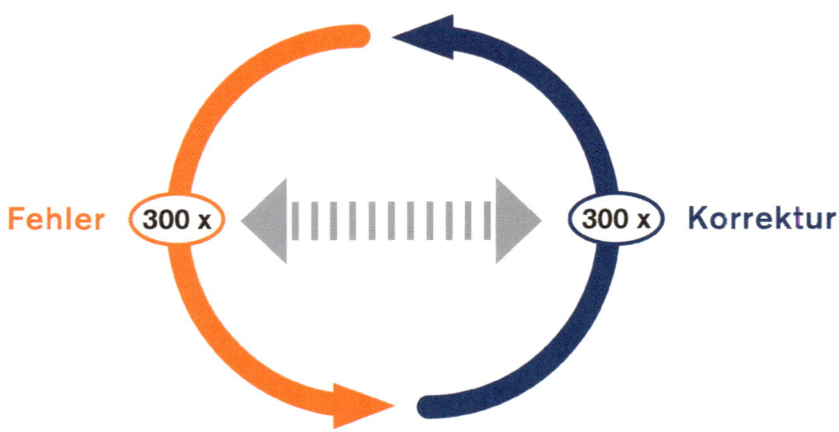

11. Die Grundeinheit ist da! Das Quant.

Aus einem einzigen Symptom hat der Arzt zwei sich abwechselnde Widersprüche und die Funktion zwischen beiden, die Mathematische Form, gefunden.

Diese Form ist die Funktion, die beide verbindet und formt. Sie zeigt, dass es sich hier um eine krankhafte Störung handelt („dreihundertmal"!). Sie verbindet die beiden Seiten zu einem funktionalen Raum. Dieser Raum mit seinen Widersprüchen und seiner Mathematischen Form ist ein Quant.

Ein Quant ist eine Einheit, die mehr ist als ihre Teile, weil ihre Beziehung untrennbar mit beiden Seiten verbunden ist. Die Beziehung (Mathematische Form) formt aus beiden eine untrennbare Einheit. Teile und Beziehung reagieren gemeinsam wie eins, wie eine Ganzheit, ein Quant.

Ist Ralf etwas anderes? Auch er ist eins, eben Ralf.

Aber sollte das eine Symptom ausreichen, um seine Ganzheit zu bestimmen?

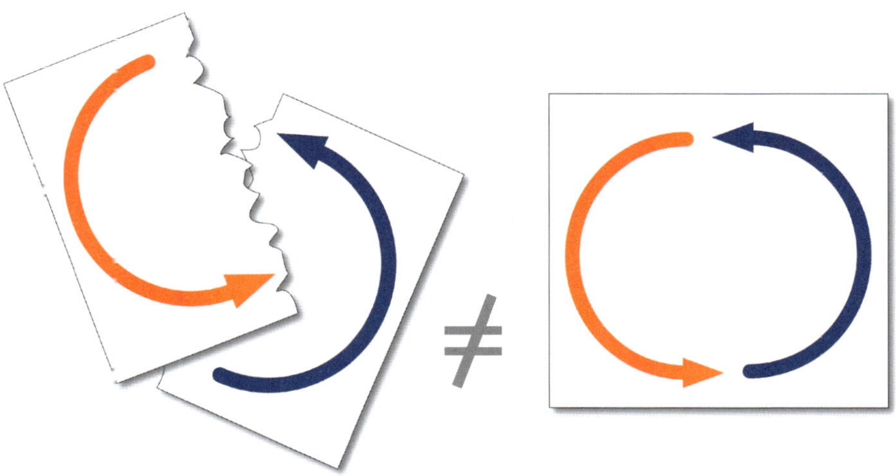

Trennung ist nicht möglich.
Das Ganze ist mehr als die Summe der Teile.

12. Verschiedene Prozesse vergleichen – eine Ganzheit

Natürlich findet der Arzt nicht nur diese eine Störung bei Ralf. Vieles andere, auch Tics und Verhaltensstörungen fallen ihm auf. Sie lassen sich als Quanten beobachten, als Ganzheiten definieren. Der Arzt sucht aber eine bestimmte Ganzheit, die von Ralf.

Alle Symptome Ralfs kommen unzweifelhaft von Ralf. Dann sollte sich in jedem seiner Symptome seine eine Ganzheit finden lassen. All diese Symptome darauf zu untersuchen, würde die Bestimmung der Ganzheit deutlich breiter und sicherer machen. Dafür muss der Arzt aber alle Symptome als Funktionen exakt miteinander vergleichen können. Sonst wäre die Sicherheit schnell verloren.

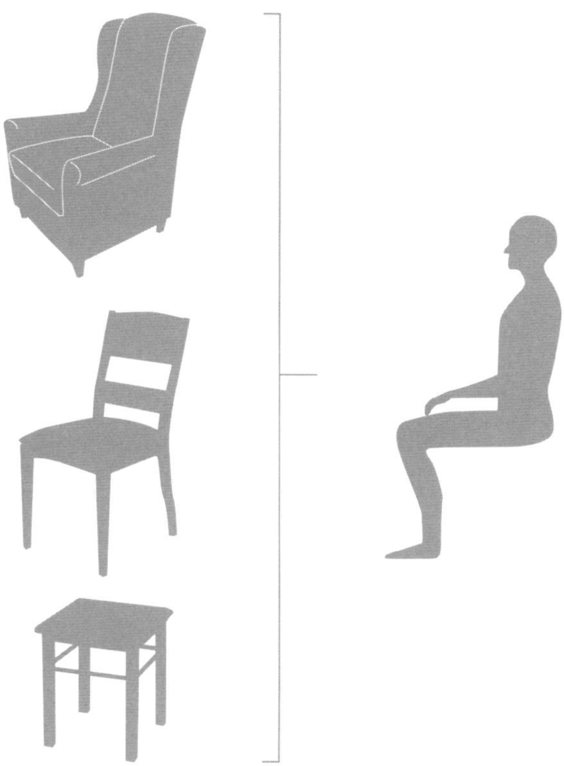

Abstraktion über die Funktion

Sessel	=	Sitzen
Stuhl	=	Sitzen
Hocker	=	Sitzen

Dazu muss noch ein weiteres Element in die Medizin eingeführt werden. Es ist in der Physik selbstverständlich, in der Medizin aber weitgehend unüblich: Die Abstraktion.

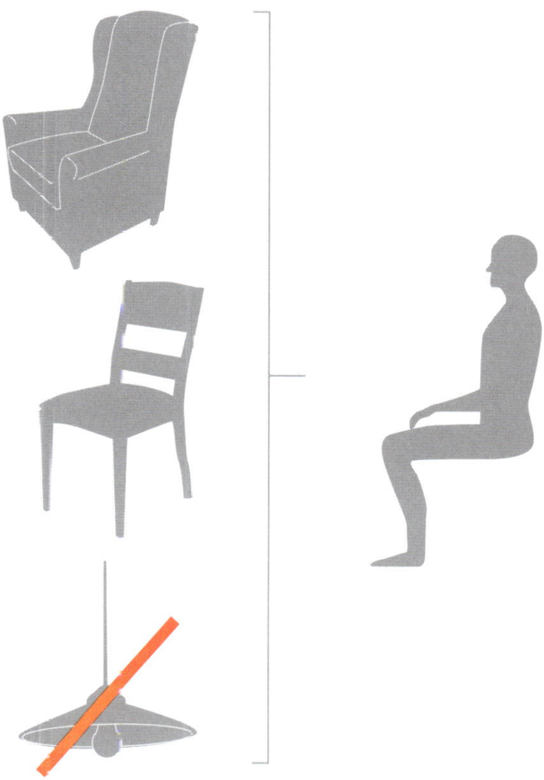

Abstraktion über die Funktion

Sessel	=	Sitzen
Stuhl	=	Sitzen
Lampe	≠	Sitzen

13. Abstraktion gibt Sicherheit

Glasklar wie in der Mathematik muss der Arzt Funktionen herausarbeiten. Nur dann kann Quantenlogische Medizin exakt sein. Da ist es nur logisch, dass diese Medizin Interpretationen nicht zulässt. Unnachgiebig werden sie ausgeschlossen.

Deshalb ist hier nur exakte Abstraktion erlaubt. Und sogar gefordert. Wie in der Physik. Prozesse lassen sich eben nur vergleichen, wenn man sie abstrahiert. Und vergleichen muss sie der Arzt für Quantum Logic Medicine. Will er doch aus all den Prozessen den einen herausfinden, der Ralf zu einem Ganzen macht, ihn zusammenhält und als Ganzen bewegt: Seine Ganzheit. Sie zu entdecken und zu heilen, ist das einzige Ziel dieses Arztes.

Wie wichtig das ist, sieht man an Ralfs Tics. Dabei kneift er manchmal seine Augen zusammen. Ein anderes Mal zieht er seine Lippen zusammen. Um beide zu abstrahieren, muss der Arzt eine beiden gemeinsame, allgemeine Funktion herausarbeiten. Das ist hier gar nicht schwierig: Beide Tics bewegen sich auf ein Zentrum zu, sind konzentrische Bewegungen. Damit hat der Arzt schon eine gemeinsame Funktion beider Tics abstrahiert. Er will aber mehr - eine Funktion finden, die nicht nur diesen beiden, sondern allen Symptomen von Ralf gemeinsam ist. Sie müsste der exakte Schlüssel zu seiner Ganzheit sein.

Abstraktion macht solche Gemeinsamkeiten sicher. Abstraktion ist die wesentliche Methode der Quantum Logic Medicine wie der Physik. Eine Ganzheitsmedizin, die nicht abstrahiert, kann nicht wissenschaftlich sein. Denn Ganzheit ist etwas Abstraktes. Eine Ganzheitsmedizin ohne Abstraktion kann nur Teile zusammensetzen (addieren). Das aber ist Summe und nicht Ganzheit.

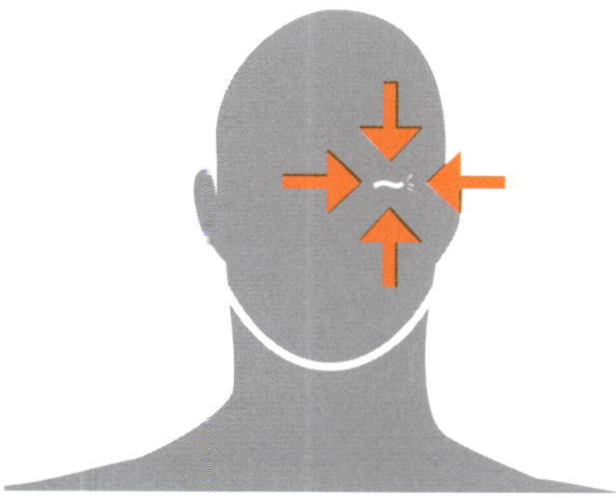

Ralf kneift seine Augen zusammen.

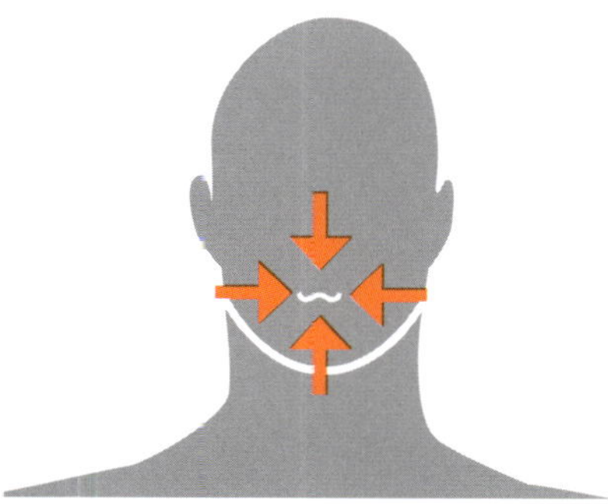

Ralf zieht seinen Mund zusammen.

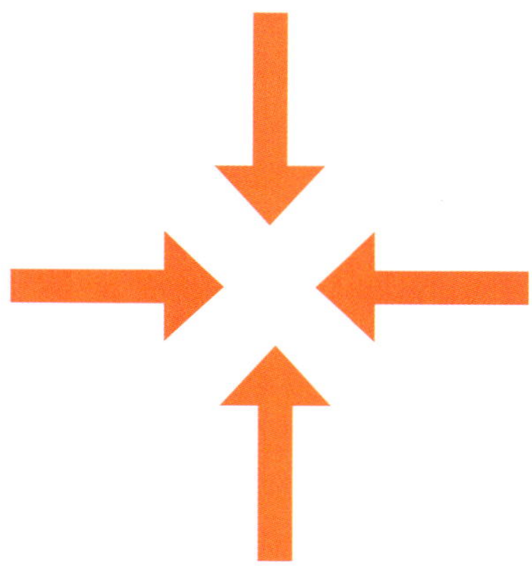

Abstraktion macht
Gemeinsamkeiten sicher.

14. Wie meidet man Interpretation?

Was ist der Unterschied zwischen Abstraktion und Interpretation?

- Abstraktion ist logisch. Sie lässt sich von jedem nachvollziehen.
- Interpretation gibt dagegen nur eine subjektive Meinung kund.

Zum Beispiel:

- Der Satz: „Korrekturen korrigieren Fehler“ ist als Abstraktion erlaubt. Was sollten Korrekturen sonst tun?
- Die Aussage: „Ralf ist generell ein unzufriedener Mensch, weil er so viel korrigieren muss“, darf dagegen als eine unzulässige Interpretation nicht zugelassen werden! Diese subjektive Annahme ist kein Wissen.

In der Verwechslung von Abstraktion und Interpretation liegt die häufigste Fehlerquelle einer Ganzheitsmedizin. Wer verstanden hat, wie sicher Abstraktion ist, will nicht mehr im Ungefähren navigieren. Quantum Logic Medicine heißt logisch Heilen.

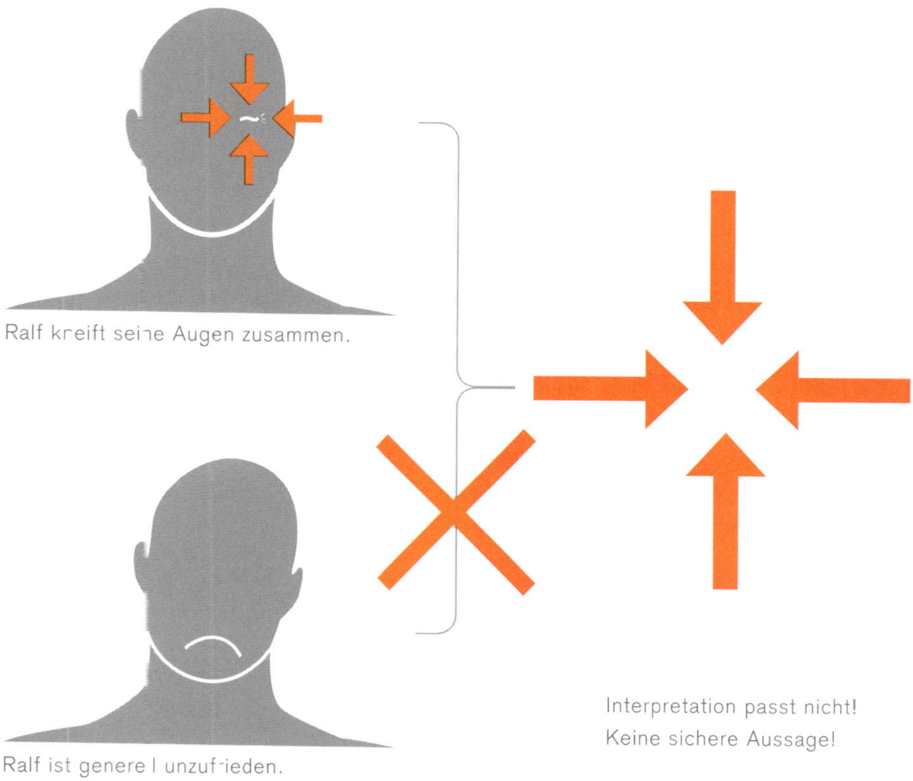
Ralf kneift seine Augen zusammen.
Ralf ist generell unzufrieden.
Interpretation passt nicht!
Keine sichere Aussage!

15. Der Ort wird beliebig

Der Arzt hat bei Ralf sichere Funktionen herausgearbeitet. Er weiß nun, dass Ralf Fehler dreihundertmal durch Ausradieren korrigiert. Und dass er Tics hat.
Wie aber kommt der Arzt über diese Funktionen sicher an Ralfs exakte Ganzheit? Wo findet sie der Arzt?

Sie werden vielleicht denken: Was für eine blöde Frage! Ralf ist natürlich überall er, also ist seine Ganzheit überall bei ihm, egal an welchem seiner Orte. Logisch, oder? Ganzheit ist doch der Zusammenhang von allem mit allem.

Stimmt. So rasch das einzusehen ist, so sehr überrascht die Konsequenz daraus. Denn damit sind die Orte, an denen sich Symptome zeigen, für den Quantenlogischen Arzt zunächst egal und gleichgültig. Trifft der Arzt doch, egal, wo er hinschaut, auf die von ihm gesuchte Ganzheit. In dieser Medizin, die als erste die Ganzheit logisch erfasst, sind Funktionen entscheidend, nicht die Orte, an denen sie auftreten. Das ist ganz anders als in der chemischen Medizin.

Ganzheit ist überall,
in und zwischen allen Teilen
und Teilchen des Menschen.

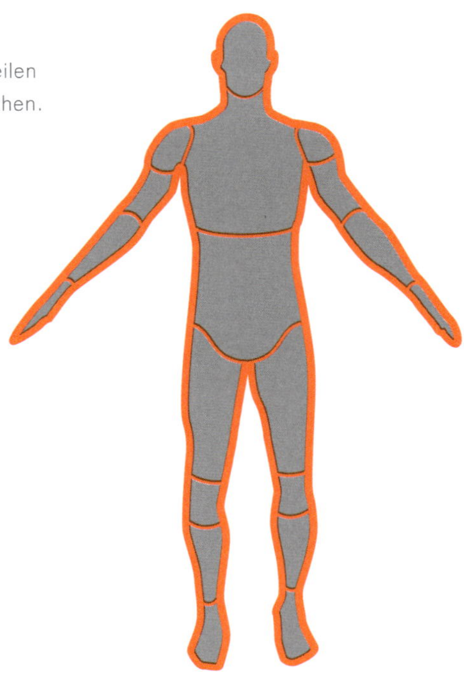

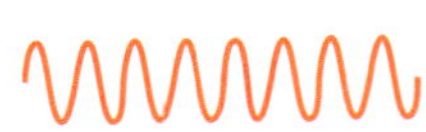

Funktion Ganzheit

formt alle Teilchen
zu einer Ganzheit.

16. Ganzheit ohne Ort

Nun ist der Arzt einen wesentlichen Schritt weiter. Er kehrt die Aussage, dass Ganzheit überall zu finden sein muss, einfach um. Mit ihr hat er eine Suchfunktion in den Händen: Ganzheit muss die Funktion sein, die überall in einem Lebewesen aufzufinden ist - an all seinen Orten und damit unabhängig vom Ort!

Mit diesem Wissen sucht der Arzt konsequent nach der Ganzheit. Er wird sie erkennen, wenn er eine Funktion findet, die sich an allen Orten und in allen Abläufen Ralfs zeigt ... im Fehler Machen, im Korrigieren, in den Tics und was sich noch so bei Ralf zeigen mag... Ob das klappt?

Also sammelt der Quantenlogische Arzt alle sich am Patienten zeigenden widersprüchlichen Funktionen mit dem Ziel, jene zu finden, die überall auftritt.

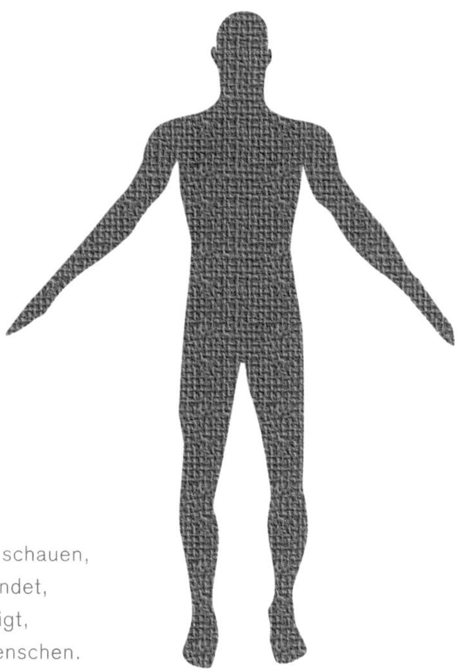

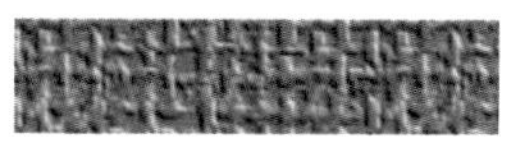

Funktion Ganzheit

So muss der Arzt nur schauen,
ob er eine Funktion findet,
die sich ÜBERALL zeigt,
an allen Orten des Menschen.
Es muss die Ganzheit sein!

17. Ganzheit bleibt lebenslang

Gleich ein weiterer Suchtest (Screening) wird dabei deutlich. Die Ganzheit eines Lebewesens ist gewiss mehr als ein Sekundenphänomen. War Ralf doch schon vor fünf Jahren Ralf und wird auch in zwanzig Jahren er sein. So ist Ganzheit nicht nur örtlich überall, sondern auch zeitlich überall im Leben eines Menschen zu fordern. Sie ist damit bleibend.

Die eine Ganzheit muss sich also in einem Lebewesen seine ganze Lebenszeit hindurch finden lassen! Ralfs Symptome von seiner Geburt an müssen seine gleiche, weil bleibende Ganzheit ebenso zeigen wie seine heutigen - und natürlich seine morgigen. Quantenlogische Medizin ist spannend. Weil logisch in Neuland vordringend.

Die eine, gleiche Ganzheit bleibt lebenslang.

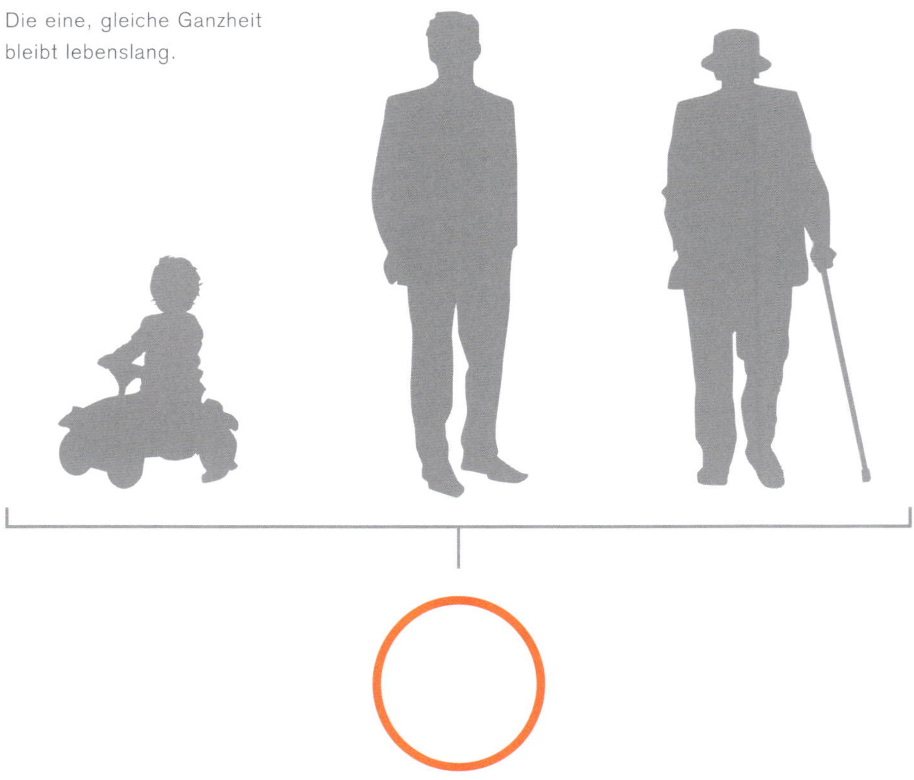

So sammelt der Quantenlogische Arzt alle Widerspruchsfunktionen des Patienten, um daraus gezielt jene eine herauszuarbeiten, die sich nicht nur überall, sondern auch die Lebenszeit hindurch bleibend zeigt. Er muss zwingend diesen größtmöglichen Zeitraum überblicken, um auch jene gegenläufigen Funktionen zu entdecken, die sich erst in langzeitigem Wechsel zeigen.

Ob das gelingt? Logisch ist es. Aber ist es auch wirklich?

Korrekturen geben Fehlern eine Bedeutung, Fehler der Korrektur.

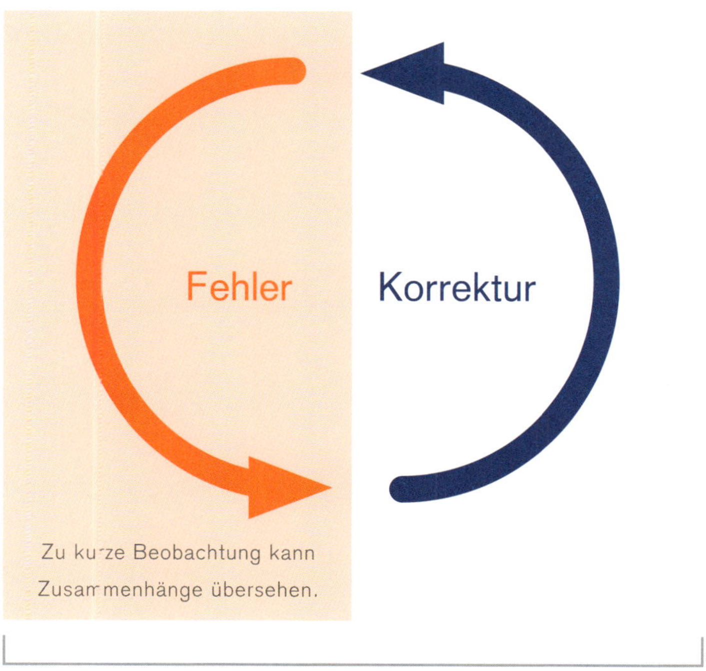

Lange Beobachtung zeigt bleibende Wechselspiele sicherer.

18. Wiederholung zeigt das Bleibende im Wechsel

Bei diesem immer wieder abwechselnden Auftreten zeigt sich eine Auffälligkeit: Die Wiederholung (Iteration).

Je öfter der Arzt Symptome an verschiedenen Stellen und zu verschiedenen Zeiten beobachtet, umso eher kann er deren Gemeinsamkeit abstrahieren, genauso wie das Konzentrieren, das sich in Ralfs verschiedenen Tics zeigt. In der wiederholten Ausprägung der Ganzheit in allen Formen und Symptomen wird das, was bleibt und sich deswegen überall und immer wieder zeigt, stetig deutlicher wie ein bleibendes Muster, das sich zunehmend herauskristallisiert. Der Quantenlogische Arzt muss nur exakt zuhören und genau hinsehen.

Das gehört zum Erfreulichsten dieser Medizin. Der Patient erzählt dem Arzt eins nach dem anderen. Alles erfüllt die eine Mathematische Form, sein Quant! Hat der Arzt die Grundstruktur richtig erkannt, bestätigen ihn natürlich die weiteren Symptome, eines nach dem anderen. Sie sichern das Ergebnis immer weiter ab. Zunehmend erkennt er die Schritte des Patienten wie ein Tanzlehrer den Tanz. Wie ein Navigationsgerät scheint die Ganzheit die Funktionen des Patienten zu leiten, und der Arzt erkennt die „Eingabe“, nach der es dirigiert, immer präziser.

Der Arzt weiß, dass er eigentlich alle Funktionen miteinander vergleichen muss, um zu finden, was allen gemeinsam ist. Bei den Unmengen von Funktionen erscheint dieser Weg natürlich extrem langwierig. Haben Arzt und Patient so viel Zeit? Wieder greift der Arzt zur Logik. Durch logische Regeln kommt er schneller ans Ziel.

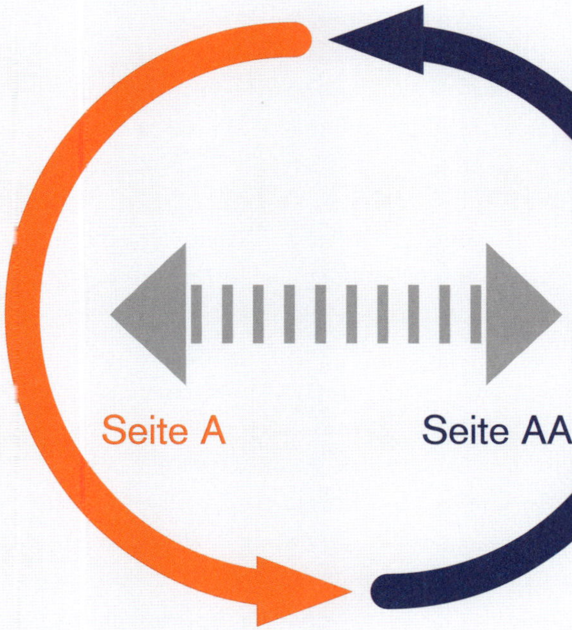

Das Wechselspiel zwischen beiden Seiten ist das Quant.
Es zeigt eine bleibende Verlaufsform, die Mathematische Form,
siehe das folgende Beispiel.

19. Zusammenfassung

Das Quant als bleibende Funktion im Wechselbad

Während beide Seiten sich ständig abwechseln, wird das Abwechseln beider an sich zu einer bleibenden Funktion: Fehler Machen – Korrektur – Fehler Machen – Korrektur, dreihundertmal! Die Funktion bestimmt den Zeitpunkt des Auftretens beider Seiten, wer wann „dran" ist. Und ob eine Seite verzögert auftritt oder plötzlich wie ein Donnerschlag oder wie hier in immer wieder gleicher Form, dreihundertmal. Eine Funktion gestaltet damit aus ihrem Widerspruchspaar ein buntes Leben.

Die Widerspruchsfunktion selbst ist gleich und bleibend zwischen den zwei sich abwechselnden Parametern. Wie eine mathematische Beziehung strukturiert sie den Umgang beider Seiten miteinander und den Ablauf ihres Wechsels. Deshalb heißt sie in der Quantenlogischen Medizin wie in der Physik „Mathematische Form". Das bleibende Spiel, das von dieser Mathematischen Form geformt wird, heißt Quant. Es gab dieser Medizin ihren Namen. Es ist die eine Funktion, die sich in allen Widerspruchsfunktionen des Patienten als wirksam zeigt und sie zu einem untrennbaren Ganzen verbindet. Das Quant ist also die in diesem Spiel bleibende Funktion, die alles regelt, als die bleibende Ganzheit des Patienten. Es selbst ist ohne Zeitpunkt und Ortspunkt, ist Zeitraum und funktionaler Ortsraum.

Durch Abstraktion vergleicht der Arzt die Symptome. In der Betrachtung der Wiederholung, die der Patient schildert, sichert er sich ab.

Wenn Sie das verstanden haben, wird es nun spannend.

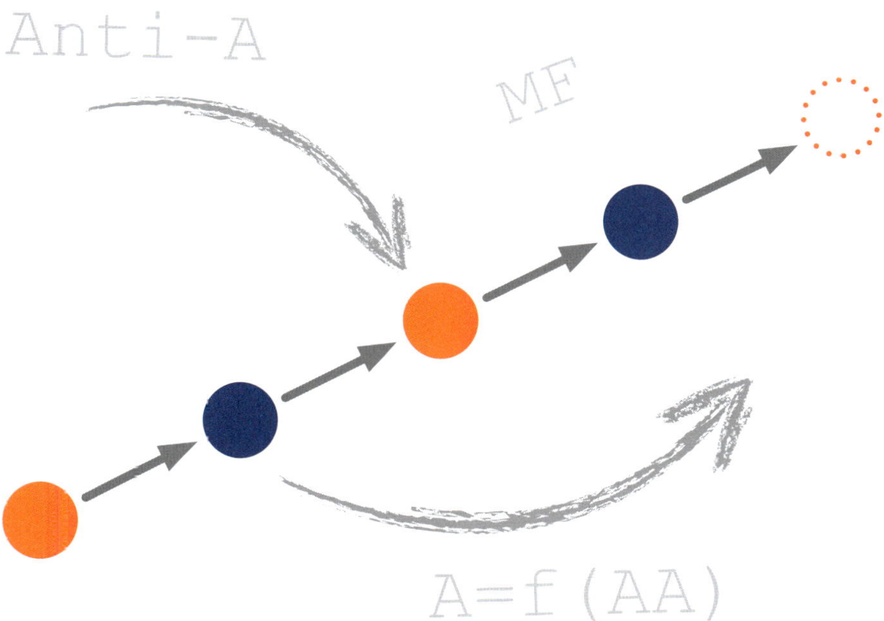

TEIL C

Das genaue Vorgehen an einem Beispiel

(Die technischen Regeln)

20. Erste Funktion muss exakt beschrieben sein

Die erste Regel ist einfach. Um etwas exakt zu vergleichen, muss man es exakt kennen. Also beginnt der Arzt den Vergleich mit einer Funktion, die der Patient akribisch genau berichtet hat und die außerdem einen klaren Ablauf zeigt. Genauigkeit ist in einer logischen Medizin unerlässlich.

Ralfs ungeheuer akribische, „dreihundertmal korrigierte" Schrift widerspricht extrem deutlich der Aussage, dass er „immer wieder ausrastet und Andere in Grund und Boden redet". Ausrasten heißt, sein Raster zu verlassen. Ein Raster ist eine strikte und unabdingbare Vorgabe. Wenn er dabei in den Grund und Boden Anderer eindringt, verstärkt das noch die Aussage, dass er Grenzen übertritt.
Das wiederum ist das Gegenteil dessen, dass er sich akribisch in eine bestimmte Schriftform zwingt, strikt in ihr begrenzt bleibt und jeden Übertritt ausradiert.

Korrigieren (In Form zwingen)
(Aus der Form) Ausrasten
das ist ein deutliches und klares Widerspruchspaar.
Zwischen solchen Widersprüchen lässt sich die Funktion am besten erkennen:

Das Raster alias die enge Form einzuhalten erzwingt Ralf
durch das dreihundertmal wiederholte Ausradieren und neu Schreiben.

Als Widerspruch zu dieser Funktion steht das immer wieder Ausrasten
und Andere ungebremst in den Boden Reden.

Und wie zeigt sich die Mathematische Form, die A und AA formt, als Funktion?
Dreihundertmal, immer wieder, ungebremst.

Also sieht die Mathematische Form mit A und AA so aus:
Korrigieren (In Form zwingen)
/ dreihundertmal, immer wieder, ungebremst /
(Aus der Form) Ausrasten

Ist eine Funktion so klar und so genau widersprüchlich,
lässt sich gut mit ihr beginnen.

21. Auf diesem Fundament aufbauen

Wegen ihrer Exaktheit und ihrer prozessualen Struktur (erst Fehler, dann Korrektur, dreihundertmal) wählt der Arzt diese als Ausgangsfunktion. Ihr weitere Funktionen anzugliedern, ist seine nächste Aufgabe.

Eigentlich könnte er alle Funktionen untereinander aufreihen in ihrer Mathematischen Form. Um sie aber besser in Beziehung setzen zu können, versucht er, sie zu ordnen.

Er prüft, ob Daten sich einer der beiden Seiten der Ausgangsfunktion zuordnen lassen. Dazu muss er ggf. ihre Funktion abstrahieren. In der Regel sollte das aber so augenfällig sein, dass seine Entscheidung außerhalb jeder Diskussion ist, wie bei „Schnell Gehen“ und „Rennen“ und „Joggen“. Sie werden sich wundern, wie häufig das der Fall ist. Oft präsentiert der Patient in jedem zweiten Satz in immer wieder verschiedenen und doch analogen Begriffen die eine Funktion seiner Ganzheit.

Gelingt das aber nicht, schreibt der Arzt diese Funktion in die Rubrik “Mathematische Form (MF)“. Zu ihr gehören schließlich alle Funktionen, ist sie doch die Form der Ganzheit des Patienten.

Jedes weitere Symptom von Ralf wird nun
mit der Funktion konfrontiert und verglichen:

Korrigieren (in Form zwingen)
MF: / dreihundertmal, immer wieder, ungebremst /
(Aus der Form) ausrasten.

Nur wenn das sauber herausgearbeitet wird, nähern sich der immer weiter herausgearbeitete Widerspruch und die exakte MF zunehmend denen der Ganzheit.

22. Ein Symptom erklärt das andere

Deshalb wählt der Arzt nun ein weiteres, möglichst exakt beschriebenes Symptom, zum Beispiel die Tics.

Ralf kneift seine Augen zusammen.
Auch zieht er seine Lippen zusammen.

Ralf führt dem Arzt beide Bewegungen vor. Deutlich ziehen sich beide kreisförmig auf ein Zentrum hin - und damit konzentrisch - zusammen. Zusammenkneifen und Zusammenziehen gehören natürlich zu der Seite des Konzentrierens in eine Form, des Korrigierens. Ralf bewegt das Auge nicht nur in die Form, sondern zieht es - exakt abstrahiert - noch weiter konzentrisch zusammen. Er überzieht damit sogar die Funktion des Drängens in ein Raster.

Korrigieren (IN Form drängen) / (Aus der Form) ausrasten
Zusammenziehen, -kneifen

Natürlich sieht der Arzt Ralfs Zusammenziehen nur in dieser speziellen Funktion des Konzentrischen, weil die gemeinsame Betrachtung der beiden Tics es ihm vorgibt. Ein Symptom erklärt und definiert eben zusammen mit dem jeweils nächsten immer deutlicher die eine allen gemeinsame Funktion, die Ganzheit (1). Denn alle drei sind Ausdruck der einen Ganzheit Ralfs. Nun zeigen alle drei bisherigen Symptome die Ganzheit noch genauer: Korrigieren (in Form drängen) auf ein Zentrum hin. Der Arzt ist einen Schritt weiter gekommen.

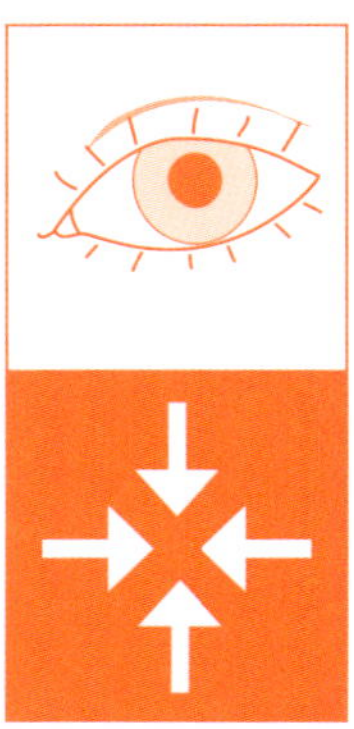

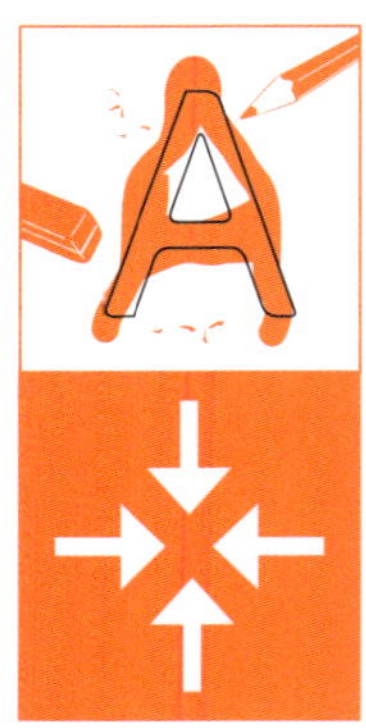

23. Weitere Symptome einreihen

Beim Turnen kann Ralf sich nicht einreihen, obwohl er schon zehn Jahre alt ist. Er sagt, er wisse nicht mehr, wie die Übung gegangen sei, und „Schluss und Aus“.

Der Arzt schaut kurz auf Ralfs Ausgangsfunktion aus den drei ersten Symptomen. Schnell weiß er, wo er dieses neue Symptom einordnet:

„Nicht einreihen“ entspricht dem „Ausrasten“. Wie die Schrift aus der Reihe tanzt und immer wieder in die Form gedrängt werden muss, genauso agiert er beim Turnunterricht. Der Arzt sucht also in beiden die Mathematik, die Struktur, nach der sie ablaufen. Das ist exakte Abstraktion der Aussage, keine Interpretation.

Nun sieht das Widerspruchspaar so aus:

Korrigieren (IN Form drängen) Zusammenziehen, -kneifen	(Aus der Form) ausrasten Nicht einreihen

Und die MF / dreihundertmal, immer wieder, ungebremst /.

24. Matrizen

Solche Reihen von Symptomen, in denen der Arzt analoge Funktionen untereinander schreibt, heißen Matrizen. Sie erinnern an die Trennung in zwei Lager bei einem Mannschaftssport oder der Zellteilung. Exakt muss einzusehen sein, warum welches Symptom in welchem Lager auftaucht. Sonst gelingt die Analyse nicht sauber.

Der Einfachheit halber nennt der Arzt

- die eine Seite A
- und die andere Anti-A oder kurz AA.
- Zwischen beiden die Mathematische Form MF,
  die beide formt und in die er

  1. die gesicherten Funktionen zwischen A und AA schreibt und
  2. die Funktionen, die er weder eindeutig A noch AA zuordnen kann. Eine solche Funktion findet er auch später bei Ralf.

Bis zum letzten Schritt nimmt der Arzt in diese Matrizen nur authentische Ausdrücke des Patienten auf. Hier sind selbst Abstraktionen nicht erlaubt. All das dient der Absicherung. Wenn Quantum Logic Medicine mit exakten Informationen arbeitet, machen Fehlinformationen sie unwirksam.

Ausnahmen sind Symptome, die der Arzt auch selbst beobachtet wie zum Beispiel die Tics. Hier darf der Arzt die eigene, sichere Beobachtung in die Matrizen notieren.

A: Korrektur von Schreibfehlern Zusammenziehen, -kneifen
Mathematische Form MF: dreihundertmal, immer wieder, ungebremst
AA: Fehler beim Schreiben Ausrasten Andere in Grund und Boden reden Nicht einreihen

Weil die Vorstellung leichter von der Ruhe in die Bewegung geht, wird mit A meist die stabilere, mit AA die dynamischere oder bewegtere Funktion benannt. Das sollte nicht vergessen lassen, dass beide gleichwertig sind und immer ausgetauscht werden können.

25. Die Aufhebung der Verneinung.

Bei Widerspruchspaaren werden Verneinungen sinnlos. Was unter AA als nicht Einreihen steht, kann genauso unter A als Einreihen stehen. Verneint die eine Seite doch die andere, weil sie ihr Widerspruch ist. Ähnlich wie beim Streichen gleicher Einheiten in Zähler und Nenner nimmt der Arzt daher die Verneinungen heraus. Das hat einen ganz simplen Grund. Positive Ausdrücke lassen sich funktional besser und rascher begreifen. Das erleichtert ihre Zuordnung.

Dann wird aus …

A:
Korrektur von Schreibfehlern
Zusammenziehen, -kneifen

MF: dreihundertmal, immer wieder, ungebremst

AA:
Fehler beim Schreiben
Ausrasten
Andere in Grund und Boden reden
Nicht einreihen

…eine andere Matrizenaufstellung:

A:
Korrektur von Schreibfehlern
Zusammenziehen, -kneifen
Einreihen

MF: dreihundertmal, immer wieder, ungebremst

AA:
Fehler beim Schreiben
Ausrasten
Andere in Grund und Boden reden

Leicht sieht man, dass die zweite Form rascher und klarer zu durchschauen ist.

26. Verneinung des Widerspruchs ist Bejahung

Quantenlogisch sind beide Formen gleichwertig. Sagen doch die Matrizen nur, dass eine Seite die andere verneint. So oder so ergeben sie als Gesamtheit inhaltlich das gleiche Widerspruchspaar. Das lässt sich leicht erkennen. Man braucht nur andere Aussagen durch Verneinung zu verschieben. Das sieht dann so aus:

A: Korrektur von Schreibfehlern Zusammenziehen, -kneifen Einreihen
MF: dreihundertmal, immer wieder, ungebremst
AA: Fehler beim Schreiben Ausrasten Andere in Grund und Boden reden **Nicht auf ein Zentrum hin zentrieren**

Aber wie viel schwerer ist hier die durchgehende Funktion zu erkennen! Also löst der Arzt Verneinungen in Bejahungen auf, indem er sie auf die widersprüchliche (und damit verneinende) Seite verschiebt.

Er muss dabei beachten, dass er die Funktion, die genaue Art der Verneinung, nicht beim Verschieben verliert. Zeigt sich hier ein zögerliches Verneinen wie „Das hört kaum von alleine auf"? Oder äußert der Patient es so klar wie „Rosenkohl mag ich überhaupt nicht!" Diese Eigenschaft der Funktion zwischen A und AA muss der Arzt in der Rubrik der Mathematischen Form unterbringen.

Auch diese Regel hat ihre Grenze. Wenn durch Aufhebung der Verneinung eine Seite, ob A oder AA, zu leer würde, könnte der Sinn auch wieder nicht gut erfasst werden. Im dritten Beispiel, bei Mark, wird das deutlich. Dann lässt man die Verneinung besser stehen. Geht es doch immer nur darum, das Quant des Patienten leicht zu erkennen.

27. Mechanistisch verstehen

Korrigieren beim Schreiben
Zusammenziehen, -kneifen
Einreihen
Fehler beim Schreiben **begehen**
Ausrasten
Andere in Grund und Boden **reden**

Leicht ist zu erkennen, wie der Arzt auf Verben achtet. Verben beschreiben als Tätigkeitswörter Vorgänge. Deshalb interessieren sie den Arzt für Quantum Logic Medicine natürlich besonders. Aber er will noch mehr. Er braucht für die exakte Ganzheit hochgradig exakte Vorgänge. Die höhere Sicherheit erhält er durch ein besonderes Vorgehen der Quantum Logic Medicine seit 2011. Der Arzt wählt nun primär jene Vorgänge aus, die klassisch physikalisch, also mechanistisch gut zu verstehen sind. Damit bekommt er eine deutlich sicherere Struktur in seine Matrizen. Denn solche Vorgänge haben eine klare Richtung – und lassen damit auch ihre möglichen Gegenrichtungen leicht begreifen. Meist gibt sogar der Patient selbst in seiner Formulierung gleich die widersprüchliche, komplementäre Seite mit an.

Beim Ausrasten erscheint das Raster als unbewegliche Vorgabe ebenso im Wort wie das heftige Herausgehen aus ihr. Man kann sich den Vorgang mechanistisch physikalisch gut vorstellen. Er ist klar bildhaft. Weil die Struktur eines Rasters so rigid ist, reagiert das Herausgehen aus ihm so heftig.

Die Sicherheit der Quantum Logic Medicine hat sich damit deutlich erhöht. Sie schränkt die ersten für die Matrizen gewählten Funktionen auf **physikalisch mechanistisch** eindeutig fassbare Begriffe ein mit einer klaren **funktionalen Richtung** und einer vom Patienten (!) geäußerten, genauso **klaren Komplementarität**.

Man begreift Funktionen eben als Bewegungen deutlich besser. Dass sie dabei gar nicht körperlich sein müssen, zeigt Ralf. Seine psychischen Symptome sind genauso mechanistisch zu verstehen, zum Beispiel sein Ausrasten.

28. A und AA an verschiedenen Orten

Ralf erzählt weiter. Bei einem solchen Bericht ist es durchaus möglich, dass sich an einem Ort vor allem die Seite A zeigt und an einem ganz anderen AA. Bildet Ralt doch als ganzer den einen Widerspruch, auch über Distanzen, auch ganz woanders!

Ralf redet wie ungebremst, berichten seine Eltern.

Der Arzt schaut auf seine Matrizen:

A: Korrektur von Schreibfehlern Zusammenziehen, -kneifen Einreihen
Mathematische Form MF: dreihundertmal, immer wieder, ungebremst
AA: Fehler beim Schreiben Ausrasten Andere in Grund und Boden reden

Sofort sieht der Arzt, dass mit der Ungebremstheit Seite AA aktiv ist.

Ralf mag besonders Geometrie. Die Geometrie als die Wissenschaft der Erdvermessung … Sie fasst die Erde und die räumlichen Strukturen exakt in ein Raster. Perfekt passt sie zu einem Menschen, der dreihundert Korrekturen vornimmt, um eine exakte Struktur seiner Schrift zu erreichen.

Ralf streite in der Schule auch mit, wenn es ihn nicht betrifft. Und er antworte auch, wenn Eltern etwas für sich bereden. Diese beiden Symptome sind sehr nah beieinander und deutlich bei AA zuhause.

Unübersehbar zeigt sich, dass A und AA auch an verschiedenen Stellen gefunden werden können.

29. A enthält AA, dazwischen läuft das Spiel

Wenn man noch genauer hinschaut, wird dies wieder relativ. Denn in jedem A ist das AA mit enthalten - und umgekehrt, genauso wie die Fehler in der Korrektur. Der Grenzübertritt von Ralf ist AA, aber dass die Eltern etwas für sich bereden, ist A (Zentrieren)! Das Eigentliche spielt sich eben zwischen A und AA ab, als Mathematische Form MF, und beide sind nur zwei Seiten eines funktionalen Raums.

A: ...
MF: / dreihundertmal, immer wieder, ungebremst /
AA: Fehler beim Schreiben Ausrasten Andere in Grund und Boden reden **Wie ungebremst reden** Auch mitstreiten in der Schule, wenn es ihn nicht betrifft Auch antworten, wenn Eltern etwas für sich bereden

In der Aufstellung ordnet der Arzt Symptome, die auf den ersten Blick extrem analog erscheinen, hintereinander. So springt ihm die Gesamtfunktion noch deutlicher ins Auge.

A:
...

MF: / dreihundertmal, immer wieder, ungebremst /

AA:
Fehler beim Schreiben
Ausrasten
Wie ungebremst reden
Andere in Grund und Boden reden
Auch mitstreiten in der Schule, wenn es ihn nicht betrifft
Auch antworten, wenn Eltern etwas für sich bereden

30. Überall heißt auch in großen Distanzen

Zur Absicherung ist es gut, wenn der Arzt die Funktion an den verschiedensten Orten findet. An sehr verschiedenen Orten sieht die eine Ganzheitsfunktion auf den ersten Blick auch einmal ganz anders aus. Erkennt der Arzt sie trotzdem, sichert das diese Medizin noch weiter ab.

Ralf hat eine Zeitlang an allem gerochen und darüber ein- und ausgeatmet.

Hier bekommt der Arzt auf den ersten Blick etwas Schwieriges zu knacken.
Wo soll er das denn einordnen? Dann entdeckt er die Lösung.

Das Geruchsorgan ist ein Kontrollorgan, ein besonders feines. Wenn Ralf darüber ein- und ausatmet, wiederholt er den Kontrollvorgang des Riechens. Das klärt die Situation deutlich. Das ist der gleiche Ralf, der dreihundertmal überprüft und ausradiert!

Damit lässt sich nicht nur das Symptom des Riechens unter A einordnen.

31. Neue Symptome ändern A und AA

Das Riechsymptom verändert auch A. Es unterstreicht wie die Schreibkorrektur, wie wesentlich der Faktor der Kontrolle bei A ist. Das Einreihen und das auf ein Zentrum hin Zentrierende sehen nun etwas anders aus. Sie haben jetzt etwas noch mehr Kontrollierendes wie das ständige Riechen und die Schreibkorrektur. Sind doch alle Symptome Ausdruck der einen Ganzheit Ralfs, die hier als Quant dargestellt wird. Damit gehören sie zusammen und zeigen wie die Finger einer Hand nur gemeinsam die eine Qualität der Hand und des Patienten.

A: Über Allem riechen und ein- und ausatmen Korrigieren von Schreibfehlern Zusammenziehen, -kneifen Einreihen Geometrie besonders mögen
Mathematische Form MF: dreihundertmal, immer wieder, ungebremst
AA: Fehler beim Schreiben Ausrasten Wie ungebremst reden Andere in Grund und Boden reden Auch mitstreiten in der Schule, wenn es ihn nicht betrifft Auch antworten, wenn Eltern etwas für sich bereden

Zunehmend wird deutlich, dass die reine Gegenüberstellung beider Blöcke nicht ausreicht. Zu viel Information zwischen beiden und damit quasi zwischen den Zeilen ist so nicht exakt ausgedrückt. Bliebe der Arzt hier stehen, verlöre er Genauigkeit. Das kann sich keine logische Medizin leisten. Es wäre gut, wenn die Mathematische Form deutlicher eruiert werden könnte.

32. A und AA gehen miteinander um

Ralfs Mutter erzählt: Ein Wechsel der Kontaktpersonen war für Ralf schon im Kindergarten schwierig.

Der Wechsel der Kontaktperson ist leicht einzuordnen. Die gewohnte Umgebung, das gewohnte Raster geht verloren. So landet diese Information bei AA.

Ralfs Mutter weiter: Ralf entlädt seine Spannung durch ein kurzes, wiederholtes Verkrampfen und Loslassen der Hände. Spannung wird losgelassen, entladen. Das gehört sicher genauso zu AA. Aber das Verkrampfen der Hände? Das ist doch ein Zusammenziehen! Es ist so sicher A wie der Tic, der konzentrisch zusammenzieht!

In diesem Symptom vereinen sich A und AA zu einer einzigen, einer Widerspruchsfunktion. Untrennbar wie die Ganzheit des Patienten. Fehler machen Korrektur und Verkrampfung kann entspannen, wenn sie im Wechsel mit Loslassen auftritt! Manche Symptome zeigen die funktionale Einheit der Gegensätze ganz besonders. Und ihren Umgang miteinander, der exakt beschrieben wird: Kurzes, wie-derholtes Wechseln.

Ist die Untrennbarkeit mancher Symptome ein Problem? Nein, sie ist eine Information! Symptome, in denen sich die Verflechtung oder Verschränkung von A und AA besonders zeigt, verwertet der Quantenlogische Arzt, indem er sie dorthin setzt, wo sie hingehören: Zwischen A und AA. Als Mathematische Form.

Kein Zweifel: Mit dem Formen der einen Form aus den verschiedenen Funktionen beginnt das Können des Quantenlogischen Arztes. Das ist nicht anders als in der Physik oder beim Sport. Die Technik kann man erlernen. Das Können wie das Abstraktionsvermögen ist eine Fähigkeit. Sie kann durch Üben optimiert werden.

33. Die Mathematische Form.

Schon ohne es ausdrücklich zu beschreiben, spürt der Arzt bei der Erzählung des Patienten eine heftige, oft existentielle Auseinandersetzung beider widersprüchlicher Seiten. Eine Spannung baut sich auf, voll spürbarem Interesse beider Seiten aneinander (1). Diese Spannung ist das, was der Patient lebt – und ihn belebt. Muss er doch die Widersprüche, die sich in den Symptomen und in ihm zeigen, in sich zu einem Ganzem vereinen.

Symptome, die zwischen beiden Seiten stehen, beschreiben am besten, wie beide Seiten miteinander umgehen. Dazu gehört auch, dass Ralf seine Spannung durch ein kurzes, wiederholtes Verkrampfen und Loslassen der Hände entlädt. Deshalb ordnet der Arzt solche Symptome zwischen beide Matrizen in die Rubrik „MF“ ein.

A: Über Allem riechen und ein- und ausatmen Korrigieren Einreihen Geometrie besonders mögen Zusammenziehen, -kneifen
Mathematische Form MF: dreihundertmal, immer wieder, ungebremst Ralf entlädt seine Spannung durch ein kurzes, wiederholtes Verkrampfen und Loslassen der Hände.
AA: Ausrasten Wie ungebremst reden Andere in Grund und Boden reden Auch mitstreiten in der Schule, wenn es ihn nicht betrifft Auch antworten, wenn Eltern etwas für sich bereden

Kontrolliert wird die Spannung gehalten über das Schreiben, den Geruch, das Einreihen und die Augen … Sie löst sich durch Ausrasten, ungebremst Sein, sich in Streit und Reden Anderer einbringen.

34. Das Quant auch beim Gesunden

Dass Ralf in der Schule auch dann mitstreitet, wenn es ihn nicht betrifft, ist nicht unbedingt krankhaft. Der Arzt könnte es auch als Charaktereigenschaft werten. Muss er es deshalb aus der Aufstellung der Symptome eliminieren?

Das würde ein heftiges Problem aufwerfen. Denn schon wäre das Subjektive über die Hintertür wieder eingekehrt. Der eine Arzt hielte für krankhaft, was der andere noch als ganz normal empfände. Abhängig von ärztlichen und damit subjektiven Empfindungen wäre eine logische Medizin verloren und verkauft.

Die Wirklichkeit löst dieses Dilemma auf einfachste Weise. Es zeigt sich, dass auch der gesunde Ralf zwischen seinen Widersprüchen „Kontrolle“ und „Kontrollverlust“ agiert. Nur lebt er die Widersprüche dann an der richtigen Stelle. Er kontrolliert nun so, dass er gute Noten schreibt. Aber nicht zwanghaft, nicht dreihundert Mal. Eher so wie die Harnblase, die einmal loslässt und dann wieder kontrolliert. Gesund eben, physiologisch, wie Ärzte das nennen.

Damit ist klar, dass es nur darauf ankommt, ob die Widerspruchsfunktion zur richtigen Zeit an der richtigen Stelle gelebt wird. Gelebt wird sie unweigerlich von dem jeweiligen Patienten. Sie ist er und er ist sie. Sie ist die Funktion, die sich überall aus ihm und an ihm äußert.

Für die Quantenlogische Medizin bedeutet das: Alles, was Ralf zeigt und äußert, führt zum Auffinden seines Quants, beginnend mit seiner ersten Bemerkung im Warteraum! Alles ist Symptom.

Kranker Zustand
Die Ganzheit ist offenkundig nicht wirksam genug. Deshalb finden A und AA nicht die für sie optimale funktionale Stelle in der Struktur der Ganzheit. Sie formen Symptome und stören.

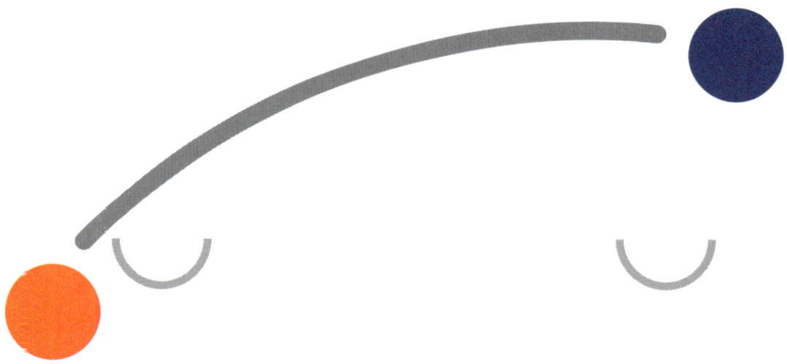

Gesunder Zustand
Die Ganzheit ist offenkundig wirksam genug. Deshalb finden A und AA die für sie optimale funktionale Stelle in der Struktur der Ganzheit. Sie formen Charakterzüge und beleben.

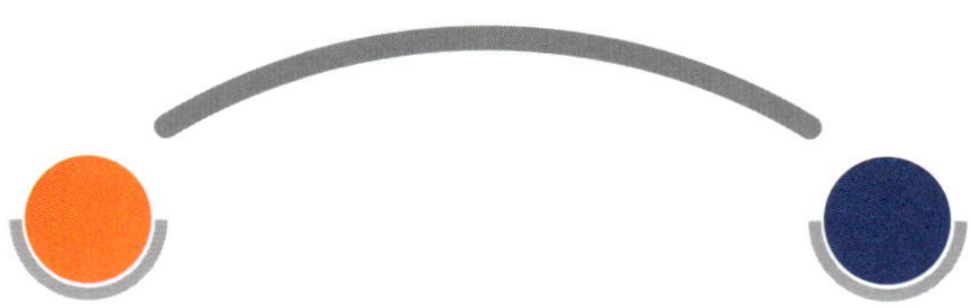

35. Alles ist Symptom!

Das geht noch weiter. Alles, wozu Ralf in Beziehung steht, ist sein Gesamtzusammenhang. Alles ist Symptom! Alles, was mit ihm und an ihm geschieht.

Mit „Es geschieht“ ist tatsächlich nichts anderes gemeint. Es ist gleichgültig, ob Ralf etwas von sich berichtet oder von irgendjemand anderem. Es ist egal, ob er korrigiert oder korrigiert wird, oder ob er davon berichtet, dass Korrektur geschieht oder geschehen ist. Alles, wozu er Beziehung aufnimmt, ist seine Beziehung. Logisch, oder?

Auch wenn er zum dritten Mal eine arrogante Lehrerin bekommt. Akteure sind in der Quantenlogik nicht entscheidend. Sie sind wie die Teile und Orte. Sie verlieren ihren Informationswert. Aktionen interessieren hier - ihr Auftritt, ihr Ablauf und ihre Komplementarität. Egal, wo und zwischen wem sie ablaufen. Sie müssen sich nur an irgendwelchen Symptomen von Ralf feststellen lassen. Dazu gehören auch all seine Äußerungen, egal wozu. Alles, was ihm passiert, wo und wie auch immer. Alles ist Beziehung von ihm und damit quantenlogisches Symptom.

Anfangs ist dieses Denken ungewohnt, dann extrem erleichternd. Endlich herrscht Klarheit! Ging da etwas vom Patienten aus? Oder kam es doch von außen? All diese Unabwägbarkeiten entfallen. Denn auch, was von außen kommt, ist Beziehung zwischen ihm und außen.

Der Arzt nimmt nur noch wahr, uneingeschränkt! Überall an Ralf äußert sich Ralfs Quant. Ende der Unsicherheit aus all den Unbestimmbarkeiten.

Auch ein Computer wird erst durch seine Beziehungen zu dem, was er ist.

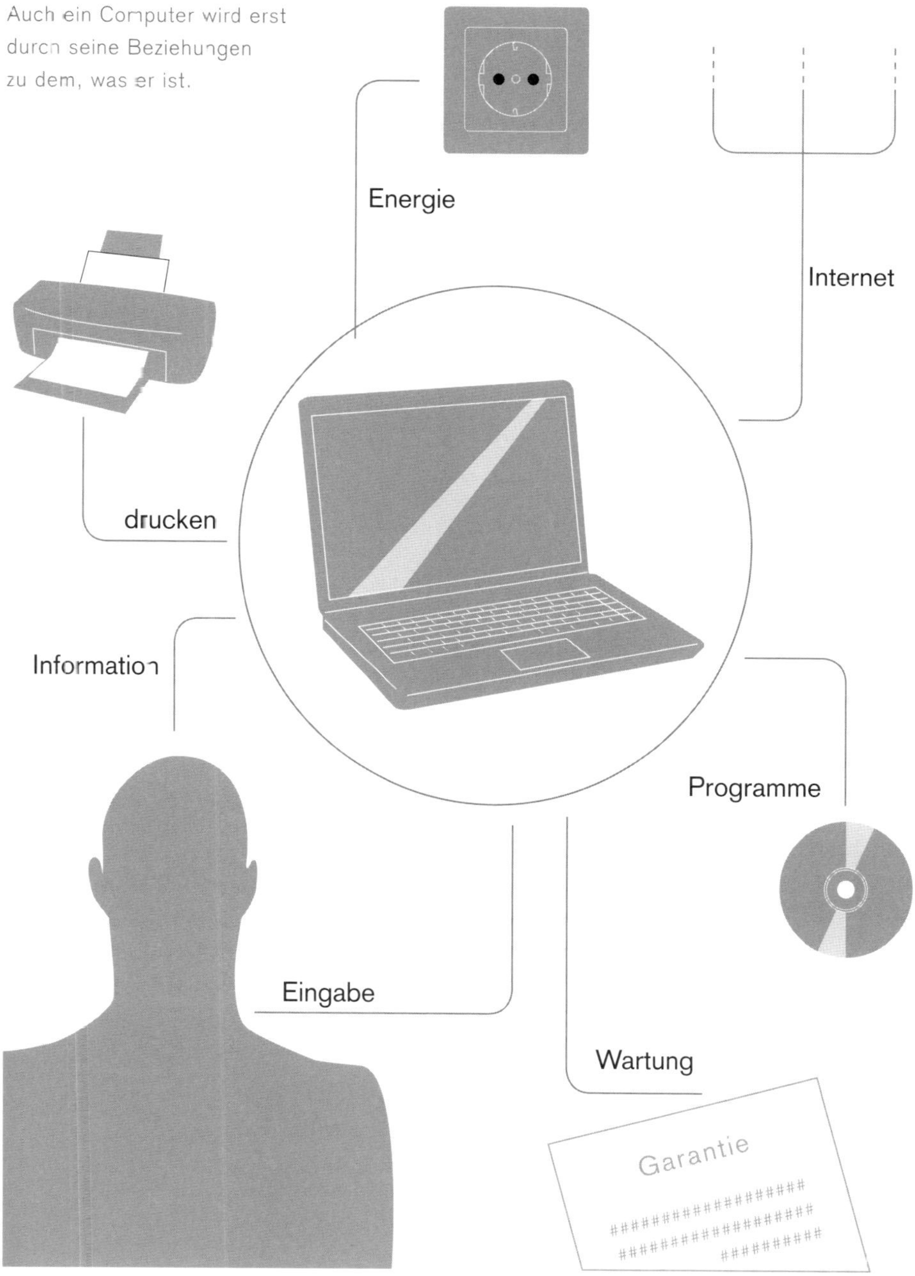

36. Klarheit und Ruhe

Je mehr Ralf berichtet, umso exakter zeigt sich sein Quant. Wie eine Statue, die langsam aus einem Marmorblock entsteht, wird das Bild immer klarer. Bald schon kann der Arzt aus den gewonnenen Daten fast vorhersagen, was Ralf in bestimmten Situationen tun und äußern wird. Er kennt nun Ralfs Quant. Das bestätigt die Arbeit des Arztes.

In dieser Gegenüberstellung versteht der Arzt den Patienten in seinen Widersprüchen, ob physikalisch oder tragisch. Die Quantenlogische Medizin wählt die physikalische Sicht, weil sie exakten Erfolg sucht und nicht nur das Verstehen.

Das gibt der quantenlogischen Arbeit eine immense Ruhe. Und es zeigt dem Arzt bei jedem seiner Patienten: Jeder hat eine Widerspruchsfunktion, die sich überall durchzieht. Beide Seiten gestalten wie zwei Fußballmannschaften vor seinen Augen ein einziges Spiel.

Mit einem Unterschied. Der Arzt sucht nicht das Spielergebnis, sondern die immer gleichen Spielregeln, nach denen sich das Leben dieses Patienten abspielt.

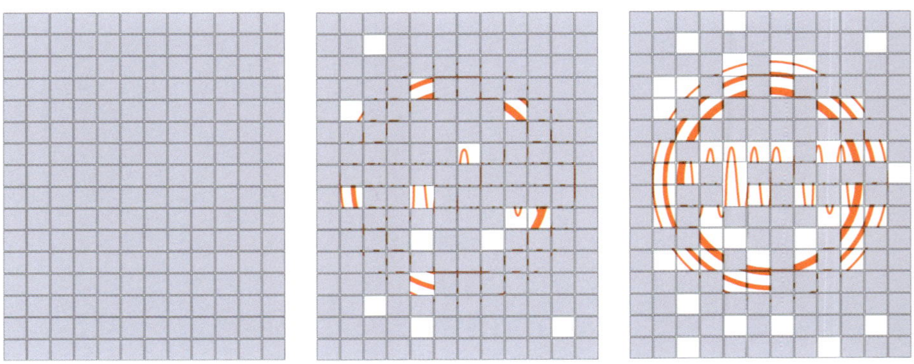

„Je mehr Ralf berichtet, umso exakter zeigt sich sein Quant."

37. Psyche oder Körper sind als Orte irrelevant

Angenommen, der Arzt würde erfahren, dass Ralf Zuckungen hätte. Sie würden sich als epileptische Anfälle entpuppen. Auch das wäre natürlich ein Symptom. Ein körperliches, wie man in der heutigen Medizin sagen würde. Man könnte diese Krankheit im EEG diagnostizieren.

Aber was, wenn die Anfälle immer dann auftreten, wenn Ralf sich besonders aufgeregt hat? Wären sie nun psychisch?
Und die Tics? Sind sie psychisch? Oder psychosomatisch, sind es doch deutlich sichtbare körperliche Symptome? Werden sie körperlich, wenn man eine körperliche Ursache in seinem Gehirn entdeckt?

All diese Fragen sind in der Quantenlogischen Medizin so irrelevant wie die Frage nach dem Ort. Sind es doch ebenfalls Fragen nach dem Ort! Ob in Psyche, Psychosomatik oder im Körper lokalisiert, auch diese Orte sind nun gleichgültig. Die Quantenlogik sucht nur die Funktion.

So fremd ist das gar nicht. Mathematische Formeln sind auch nichtlokal. Der Satz des Pythagoras gilt an jedem rechtwinkligen Dreieck. In Hamburg. In Spanien. In New Delhi. Und 4 Enttäuschungen sind ebenso wie 4 Äpfel 2 x 2. Mathematik kümmert sich da auch nicht um den Ort, sie ist in sich logisch. Abstrakt, ortsentzogen.

Genauso sieht die Quantenlogische Medizin den Menschen. Er lebt seine Widerspruchsfunktion und sie ihn, überall. Als habe jeder Mensch eine eigene innere Spielregel, seine Mathematische Form, sein Quant.

38. Annäherung erkennbar durch Stabilität

Angesichts der oft großen Mengen an Daten, die ein Patient erzählt, könnte der Arzt zurückschrecken, wenn er klassisch logisch denkt. Müsste der klassische Arzt doch jede Aussage für sich allein, getrennt von den anderen klären. Quantenlogisch dagegen ist jede weitere Aussage nur eine Erläuterung der bisherigen. Gemeinsam nur sind sie zu klären, in ihrem Zusammenhang. Denn alle sind Ausdruck der einen Gesamtfunktion, der Ganzheit.

Bei guter Technik zeigt sich dem Arzt deshalb bald eine stabile Widerspruchsfunktion, oft schon nach einer halben Stunde. Das Kennzeichen: Neue Informationen ändern sie nun nicht mehr grundsätzlich. Daran erkennt der Arzt, dass er das Quant aus den bisherigen Angaben schon erfolgreich herausgearbeitet hat. Es wird mit allen weiteren Daten nicht mehr wesentlich verändert. Mehr noch: Sie bestätigen es. Bei allem Wechsel bleibt die Mathematische Form, während die Symptome wechseln, in denen sie sich zeigt.

Das gibt die Sicherheit der Naturwissenschaft.

39. Die Mathematische Form exakter

Bis hierher hat der Arzt nur Symptome des Patienten aufgenommen. Sein eigener Einfluss beschränkte sich auf deren Anordnung in Matrizen und Mathematische Form.

> **Mathematische Form MF:**
> dreihundertmal, immer wieder, ungebremst
> Ralf entlädt seine Spannung durch ein kurzes, wiederholtes Verkrampfen und Loslassen der Hände.

Die Mathematische Form ist der Kern der Geschichte. Sie zeigt, was wirklich bei A und AA vor sich geht, was sie formt und ihnen Impuls gibt. Kann der Arzt das noch genauer herausarbeiten? Genauigkeit ist die Sicherheit in der Wissenschaft. Und er kann!

Ralf entlädt seine Spannung durch ein kurzes, wiederholtes Verkrampfen und Loslassen der Hände. Das ist ein Prozess zwischen Krampf und Spannungsentladung. Je genauer der Arzt die Form des Prozesses zwischen den Widersprüchen des Patienten wahrnimmt, die Mathematische Form, umso besser sind seine Karten. Während der gesamten Datenaufnahme liegt der Arzt deshalb auf der Lauer. Er wartet darauf, dass der Patient ihm einen Prozess erzählt. Gern auch mehrere. Genau und möglichst mit Anfang und Ende. Dann kann er dessen Form abstrahieren und einfügen.

Ralfs Mutter hat das schon erzählt.
Er radiert beim Schreiben seine sehr schöne Schrift dreihundertmal aus, weil er so perfektionistisch ist.

Der Arzt weiß nun,

- dass Ralf so lange an einer Sache bleibt, bis sie perfekt ist,
- dass er das dreihundertmal tut,
- ein drängendes, fast automatisches Ritual
- wie die kurze, wiederholte Handanspannung.

40. Die Abstraktion der Mathematischen Form

Nun ist der Arzt kurz vor dem Erfolg. Nun darf er abstrahieren. Immer muss er wissen, dass er damit seine eigene Abstraktion beschreibt, wie in der Physik. Damit sind Fehlermöglichkeiten gegeben.

Das Motto lautet: Objektiv bleiben! Immer klar trennen zwischen den Daten des Patienten und der Vorstellung des Arztes. Damit bleibt er auf wissenschaftlich sicherem Boden.

Sicherheit kommt hier aus dem exakten Vergleich. Die in einem Prozess gefundene Form muss sich auch an den anderen Prozessen zeigen. Das kann der Arzt sofort untersuchen. Und das tut er auch. Wieder muss sich im Abgleich aller Prozessdaten die allen gemeinsame Funktion zeigen.

Der Arzt begreift:
Die Mathematische Form von Ralf ist ein fast automatisch wiederholtes Ritual.
Sie erstreckt sich zwischen

A:
der perfektionistischen und deshalb wiederholten Korrektur
als einem konzentrischen Drängen und

AA:
dem aus ihr ungebremst wiederholten, rituellen Ausrasten.

Korrektur heißt auf etwas Gemeinsames hin ausrichten (lat.). Sie drängt, das zeigen die Tics, konzentrisch auf ein Zentrum hin. Ein bedrängtes Zentrum wäre auf der psychischen Ebene ein Machtzentrum. Ralfs Seite A versucht mit der Macht von dreihundert Wiederholungen das zu erreichen, was ihm nicht wie Anderen beim einmaligen Schreiben gelingt, durch seine Gegenfunktion AA des Ausrastens aus der Form.

41. Das fertige Quant möglichst exakt

Der Arzt will seine eigene, quantenlogische Diagnose von den Daten des Patienten klar abgrenzen. Deshalb kennzeichnet er seine begriffliche Abstraktion mit „QD", der quantenlogischen Diagnose aus der Mathematischen Form. Dann sieht das Quant bei Ralf so aus:

A:
Über Allem riechen und ein- und ausatmen
Korrigieren
Einreihen
Geometrie besonders mögen
Zusammenziehen, -kneifen

Mathematische Form MF:
dreihundertmal, immer wieder, ungebremst
Ralf entlädt seine Spannung durch ein kurzes,
wiederholtes Verkrampfen und Loslassen der Hände.
Dreihundertmal korrigieren

QD: Rituell wiederholend korrigierendes, konzentrisches Drängen
und aus ihr ungebremst Ausrasten. Umgekehrt gilt das genauso:
Ungebremstes Ausrasten und reaktiv drängendes Korrigieren.

AA:
Ausrasten
Wie ungebremst reden
Andere in Grund und Boden reden
Auch mitstreiten in der Schule, wenn es ihn nicht betrifft
Auch antworten, wenn Eltern etwas für sich bereden

Für dieses rituelle Hin und Her zwischen A und AA scheint Ralfs Herz zu schlagen, es gibt ihm Impuls zur Gestaltung seines Lebens (quantenlogisches „Interesse"), es ist sein Quant. Es motiviert ihn ebenso wie seine Symptome.

Damit ist sein Quant bestmöglich beschrieben. Der Erfolg allein zeigt, ob die Theorie mit der Wirklichkeit exakt genug übereinstimmt.

42. Optische Aufarbeitung der Matrizen

Als vorletzten Schritt erleichtert sich der Arzt die Wiedererkennung der Struktur des Quants. Möglicherweise wird der Patient wieder mit ihm Kontakt aufnehmen. Dann muss er sich rasch in dessen Mathematische Form einfinden. Damit er dann alles auf einen Blick vor sich hat, setzt er die eindrücklichsten Begriffe über und unter die Mathematische Form. Diese Begriffe sind ja auch die Extreme, in denen sich die Form auswirkt.

Großbuchstaben sorgen für die Unterscheidung vom restlichen Text.

A:
Über Allem riechen und ein- und ausatmen
Korrigieren
Einreihen
Geometrie besonders mögen
Zusammenziehen, -kneifen

KORRIGIEREN EINREIHEN GEOMETRIE GEROCHEN
MF: Ralf entlädt seine Spannung durch ein kurzes, wiederholtes Verkrampfen und Loslassen der Hände.
immer wieder
dreihundertmal
ungebremst
AUSRASTEN IN_BODEN_REDEN

QD: Rituell wiederholend korrigierendes, konzentrisches Drängen
und aus ihr ungebremst Ausrasten. Umgekehrt gilt das genauso:
Ungebremstes Ausrasten und reaktiv drängendes Korrigieren.

AA:
Wie ungebremst reden
Ausrasten
Andere in Grund und Boden reden
Auch mitstreiten in der Schule, wenn es ihn nicht betrifft
Auch antworten, wenn Eltern etwas für sich bereden

43. Die Arzneien

Ralfs Quant zu definieren, hat nur ein Ziel. Gesucht ist die Arznei, die ihn gesund macht anstatt nur seine Symptome zu behandeln.

Dafür geht die Quantenlogische Medizin alle bisher beschriebenen Schritte am Patienten auch mit allen Arzneien durch. Sie ordnet alle Symptome, die dafür bekannt sind, dass sie durch diese Arznei geheilt werden, genauso wie Ralfs Symptome in Matrizen und Mathematische Form. Die Quantenlogische Medizin wählt dafür homöopathische Arzneien, weil diese die einzigen quantenlogischen sind, die es bis heute gibt (siehe „Die Logik der Ganzheit"). Sie bezieht aber alle erreichbaren funktionalen Daten der Ausgangssubstanz ein, auch die aus der Chemie, Biologie etc.

Mit dieser aufwendigen Technik sind bis heute die Quanten von 200 Arzneien mit komplementären Matrizen beschrieben worden. Sie werden ständig aktualisiert.

44. Die Arznei für Ralf

Für den Arzt ist es nun oft ein Leichtes, die Arznei zu bestimmen. Er kennt das Quant des Patienten. Nun braucht er nur die Arznei mit möglichst exakt diesem Quant herauszusuchen.

Dazu hilft dem Arzt eine nach komplementären Funktionen geordnete Liste der quantenlogischen Arzneien. Findet er dort Ralfs Widerspruchsfunktion mit dem Zentrieren und dem daraus Ausrasten?

Zwei Arzneien stechen unter diesem Aspekt heraus: MERCURIUS SOLUBILIS (MERC) und HYOSCAMUS NIGER (HYOS). MERC kann es nicht sein, weil Ralf nicht den dafür typischen Zerfall in seinen Funktionen zeigt, sondern die heftige Wegbewegung. Und die rituelle Wiederholung kennt die Mathematische Form von MERC auch nicht.

HYOS sieht anders aus. Es hat in der quantenlogischen Fachsprache das Quant (Stand 2011):

A: Konzentrisch nach innen gebunden.
MF: automatisch (unabhängig vom Zentrum) und rituell
AA: fährt heftig aus seinem Bereich heraus und dringt dadurch in den Bereich Anderer.

A: Das führt zu einer Erweiterung von Einfluss, Kontrolle und Macht der Zentralgewalt A,
AA: die diesen Fremdbereich wieder konzentrisch einbinden will.

Das ist doch Ralf:

> QD: Rituell wiederholend korrigierendes konzentrisches Drängen / und aus ihr ungebremst Ausrasten. Umgekehrt gilt das genauso: Ungebremstes Ausrasten und reaktiv drängendes Korrigieren.

HYOS

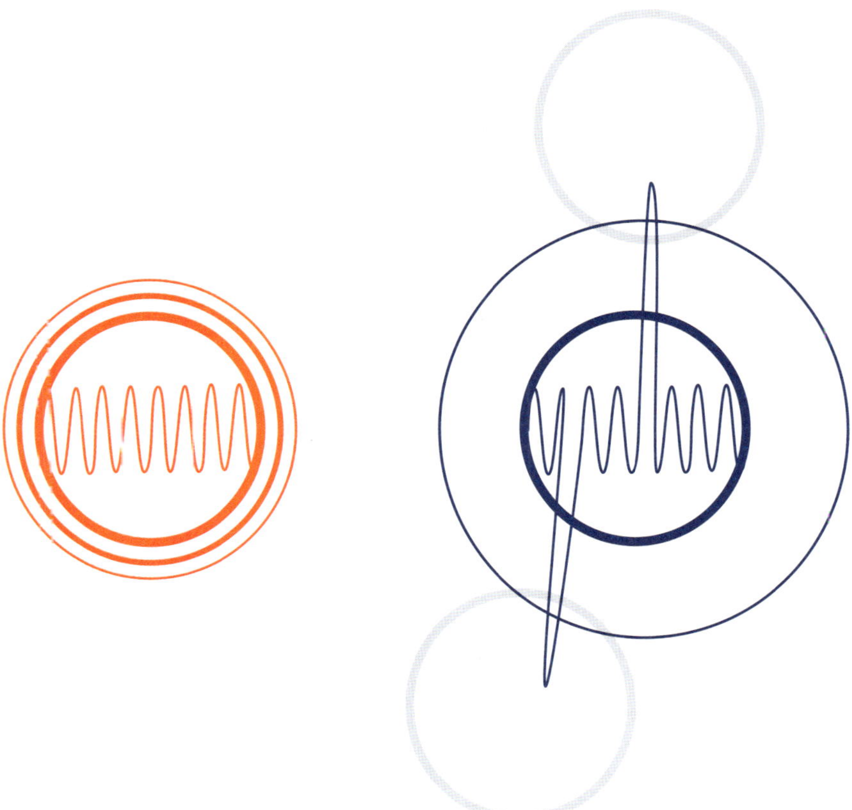

45. Und der Erfolg bei Ralf!

Ralf erhält HYOS C1000. Da nun die exakte Vorarbeit geleistet ist, darf der Arzt ihn begleiten, indem er ruhig zuschaut. Das weiß er von Tausenden von Fällen.

- Nach 2 Monaten geht es zuhause besser, nicht aber in der Schule.
  -> Noch einmal HYOS C1000.

- Nach 3 Monaten ein Husten.
  Der verschwindet mit HYOS C30.

  Lange Pause der Kommunikation.

- Nach 10 Monaten: Ging die ganze Zeit recht gut.
  Auch die Lehrerin sage, dass man es merke.
  Überall 1 bis 2 Noten besser.
  Aber die Tics kommen wieder.
  -> Deshalb noch einmal HYOS C1000, wieder nur ein einziges Mal.

- Nach 12 Monaten: Es gehe immer eine Zeitlang sehr gut,
  er könne sich dann konzentrieren.
  Er flippe nun wieder ganz grausam aus.
  -> Daher einmalig HYOS 10.000.

- Nach 15 Monaten: Lief sehr gut. Fängt wieder an.
  -> Noch einmal HYOS C1000.

- Nach 18 Monaten: Hatte super gewirkt.
  Nun Tics etwas und Konzentration nicht so gut.
  -> Noch einmal HYOS C1000.

- Nach 21 Monaten: Hatte sensationell gewirkt.
  Aber werde wieder schlechter.
  -> Noch einmal HYOS 10.000.

- Nach 26 Monaten: Super Noten, alles 2 und eine 1.
  Brauche keine Hilfe mehr. Schon lange keine Tics mehr.

Die Mutter sagt wörtlich:
HYOSCYAMUS ist das größte Glück, das uns beschert wurde!

Manche Patienten werden bereits nach einer Gabe gesund. So ging es Mark (S. 87 ff.) und Peter aus dem Buch „Die Quantenlogische Medizin - light“ (2). Bei anderen muss der Arzt Korrekturen vornehmen, weil die gewählte Arznei nicht wirkt. Er weiß dann, dass er das Quant nicht genau genug erfasst hat. Also muss er die Daten noch einmal genau überprüfen. Neue muss er hineinnehmen. Mit der rasanten Entwicklung dieser Medizin wird das glücklicherweise seltener.

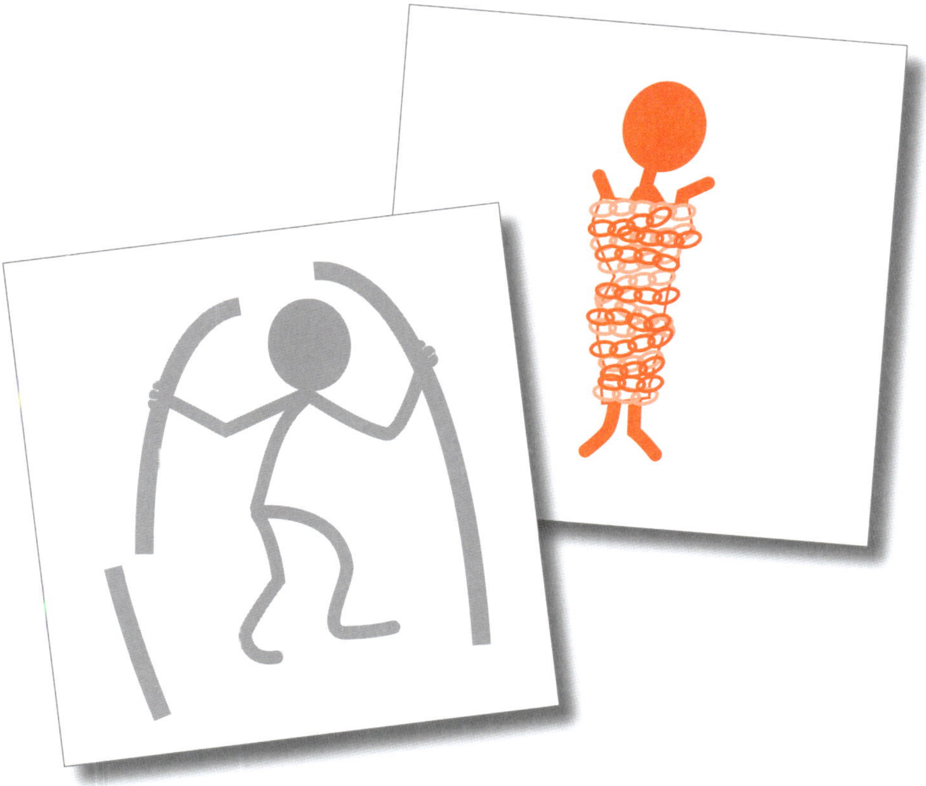

TEIL D

Weitere Beispiele

46. Sabine als zweites Beispiel

Sabine ist um die 40.
Man hat mir vor zwei Jahren die Gebärmutter herausoperiert.
Wegen eines Myoms.

Seitdem habe ich Blasenprobleme. Außerdem leide ich an Gelenkschmerzen.

Ich hatte große Angst vor der OP und der Narkose gehabt. Danach habe ich mich wie im Stich gelassen gefühlt. Die Frauenärztin hat nicht mal nach mir gefragt.

Dann kamen Panikattacken, eine furchtbare Angst vor dem Sterben. Das kannte ich nicht.

Jetzt spüre ich einen Druck auf der Blase, einen dauernden Harndrang.

Der Arzt beginnt bereits während des Berichts von Sabine mit der quantenlogischen Analyse. Der größte Widerspruch tut sich zwischen dem Zustand von Sabine vor und nach der Operation auf. Bei genauerem Hinsehen stimmt das aber nicht: Sabine hatte schon vor der Operation Angst, Angst vor Operation und Narkose. Wo der Arzt hinschaut, die Operation ist der Umbruch, der Dreh- und Angelpunkt und damit die Mathematische Form, also das, was die Beschwerden von Sabine formt.

MF: Operative Herausnahme der Gebärmutter verschlimmert

47. A und AA

Wie wird der Arzt dann die Symptome in A und AA ordnen?

Wenn die Herausnahme die eine Seite ist, ist das Belassen der Existenz der Gebärmutter und des Myoms im Körper der Zustand die andere. Dann sieht die Aufstellung des Quants so aus:

A: Gebärmutter mit Myom
MF: Operative Herausnahme der Gebärmutter verschlimmert
AA: Herausnehmen der Gebärmutter mit Myom

Nun ordnet der Arzt die weiteren Symptome hinzu. Die Angst vor der Herausnahme ist gegen die Herausnahme gerichtet. Sie zeigt deutlich die Funktion zwischen gewünschtem Bleiben (A) und gefürchteter Herausnahme (AA). Also ordnet der Arzt sie unter MF (Mathematische Form) ein.

Im Stich lassen und Sterben gehören funktional deutlich auf die Seite des Herausnehmens oder Entfernens (AA), ebenso wie der dauernde Harndrang, Wasser weglaufen zu lassen.

A: Myom und Gebärmutter
MF: Operative Herausnahme der Gebärmutter verschlimmert Angst vor dem Herausoperieren Angst vor der Narkose
AA: Myom und Gebärmutter herausoperiert haben Im Stich gelassen gefühlt Panische Angst vor dem Sterben Dauernder Harndrang

48. Das Myom – kein Zufall

Unter A steht noch relativ wenig. Die Seite wird deutlicher, wenn Sie die Gebärmutter auch unter ihrer Funktion betrachten. Welches Organ hat mehr mit Bleiben zu tun? Verbleibt doch der Nachwuchs in der Gebärmutter neun Monate lang. Danach wird er recht plötzlich geboren, auch „herausgenommen".

Bewahren und Gebären ist das Widerspruchspaar des Uterus. Bisher scheint das Bleiben lassen und das plötzliche Verlieren nicht nur das Quant des Uterus, sondern auch das von Sabine. Seltsam, oder? Sabines Uterusprobleme sind kein Zufall.

Quantenlogisch ist es nur natürlich, dass genau an dem Organ, das eine analoge Funktion zeigt wie das Quant des Patienten, die Krankheit auftritt. Ist doch die Krankheit Ausdruck des Quants des Patienten!

Hier bekommt der Ort nun doch eine Bedeutung. In seiner Funktion -und nur in dieser- geht er wieder in die Quantum Logic Medicine ein.

Wenn im Quant einer Patientin das Thema Verbleiben und verlassen Werden auftaucht, wird sie auf eine Wegnahme der Gebärmutter reagieren. Das ist unerwartet für den Klassischen Arzt. Für den Quantenlogiker ist es dagegen so wahrscheinlich wie die folgenden Symptome, die er noch von Sabine hört.

Das Myom war fast babykopfgroß.
Warum sagt sie nicht faustgroß? Warum benutzt sie den Ausdruck Babykopf? Das ist natürlich Teil ihrer Funktion. Der Babykopf gehört in die Gebärmutter. Er bleibt und wächst erst dort und verlässt sie dann.

Irgendetwas war danach in meinem Körper nicht mehr so.
Es geht um Veränderung, anders Sein. Was sich ändert, ist das Bleiben, der Status quo … Das ist die überall sich zeigende MF!

49. Die Erstaufstellung des Quants

A:
Myom
Babykopf

MF:
Operative Herausnahme der Gebärmutter verschlimmert
Irgendetwas ist danach nicht mehr so.
Angst vor der Herausnahme
Angst vor der Narkose

AA:
Herausnahme
Im Stich gelassen gefühlt
Panische Angst vor dem Sterben
Dauernder Harndrang

50. Sabines Quant in jedem ihrer Sätze

Wir waren davor aus Australien nach Frankreich gezogen.
Da bekam ich Gelenkschmerzen in den Zehen,
Bewegung schmerzt.
Alles sind Wechseljahresbeschwerden.

Quer durch die Welt ist sie gezogen. Was für eine Bewegung, was für ein Umbruch. Da schmerzten die Zehen bei Bewegung. Gelenke sind Umbrüche zwischen Knochen: Ohne sie wäre dort keine Bewegung möglich. Nun schmerzen diese Umbruchstellen. Bewegung schmerzt. Im selben Zeitraum wie das Wegziehen und der Umbruch. Wie ein Verlust des Hauses Gebärmutter. Ist das Interpretation und nicht mehr Abstraktion? Die weiteren Symptome müssen es bestätigen oder entwerten. Sabine muss es schildern.

Nirgends ist ein Platz, wo ich zur Ruhe komme.

Das unruhige Leben, im Ausland …
Die Kinder verlassen das Haus …
Unsettled bin ich,
ich weiß nicht, wo ich hingehöre.

Ich hätte gern mehr Beständigkeit,
würde gern an einem Platz bleiben.
Man fängt immer wieder von vorn an.
Ich bräuchte ein Haus, in dem man bleibt (Uterus!).

Unglaublich, wie treffend sie beschreibt, was der Quantenlogische Arzt bereits davor ihren Symptomen entnehmen konnte.

Schritt für Schritt fügt er auch diese Symptome seinem Quantenschema hinzu.

51. Sabines Quant immer deutlicher

Nirgends ist ein Platz, wo ich zur Ruhe komme. „Nirgends" ist eine Verneinung. Der Quantenlogische Arzt nimmt sie weg. Er setzt die Aussage auf die andere Seite als: ein Platz, wo sie zur Ruhe kommt. Das ist es, was sie sucht.

Beständigkeit, Haus und Bleiben sind die Gegenüber von Unruhig, verlassen, unsettled, immer wieder von vorn anfangen und den Wechseljahren, die den Wechsel schon im Wort tragen.

A:
Beständigkeit
ein Platz, wo ich zur Ruhe komme
Haus
Gebärmutter, Myom („mehr" Gebärmutter)
Babykopf

MF:
Operative Herausnahme der Gebärmutter verschlimmert
Angst vor der Herausnahme
Angst vor der Narkose (Eingriff in ihren Körper)
Irgendetwas ist danach nicht mehr so.

AA:
Herausnahme
Im Stich gelassen gefühlt (ist das Gegenteil von Bleiben)
Panische Angst vor dem Sterben (Weg Bleiben)
Dauernder Harndrang (Weglaufen lassen)
Unruhig
Verlassen
Unsettled
Immer wieder von vorn anfangen
Alles Wechseljahresbeschwerden.

52. Sabines Quant bestätigt sich nur noch

Die weiteren Aussagen bestätigen nur noch das Quant. Sie feilen es noch weiter und genauer aus. Das zeigt dem Quantenlogischen Arzt, dass er seinem Ziel nahe ist.

Sabine ist *sehr schreckhaft. Schon wenn ich weiß, jetzt kommt gleich ein Schlag, erschrecke ich.* Das verstehen Sie schnell. Spürt sie doch, dass *irgendetwas „danach" nicht mehr so ist.* Sie sucht *Beständigkeit,* nicht Veränderung.
Auch zur Gebärmutter passt das. Achtet die Schwangere doch peinlich darauf, dass das Ereignis Geburt nicht zu früh kommt. Hier tut sich eine Beziehung zur Zeit auf. Die Veränderung wird zum Schlag (wie der Glockenschlag), den sie meiden möchte. Die vorrückende Zeit wird zur Gegnerin. Sabine will ja nicht etwa eine Veränderung wie eine Geburt einleiten, sondern einen wechsellosen Status quo. Eine so grundsätzliche funktionale Aussage nimmt der Arzt zur Mathematischen Form.

Manchmal fühlt sich der Körper aufgeblasen an.
Aufgeblasenes kann platzen. Patienten, die gegen den Lauf der Zeit Veränderungen verhindern wollen, spüren oft, dass etwas platzen könnte. Das wirkt wie ein Blasensprung, der mit jedem Tag überfälliger wird. Diesen Zusammenhang beobachtet der Quantenlogische Arzt häufig.

Wenn es mir nun diesbezüglich gut geht, suche ich meinen Körper ab.
Wenn ich was finde, habe ich wieder die Angst und kann doch nicht glücklich sein.
Es grummelt morgens im Bauch.
Schon Angstgefühle im Bauch.
Das bestätigt die obige Beobachtung und macht sie wasserdicht. Sabine spürt, dass Veränderung ansteht. Sie fürchtet diese, wo man hinschaut. Der Bauch, ihr kindlicher Ruhepol, zeigt das besonders.

Mein Magen reagiert schnell empfindlich.
Der Magen ist genauso ein Ort des vorübergehenden Verbleibens wie die Gebärmutter. Nur wird sein Inhalt nicht geboren, sondern verdaut.

53. Sabines Quant definitiv

A:
Beständigkeit
Ein Platz, wo ich zur Ruhe komme
Haus
Gebärmutter, Myom
Babykopf

BESTÄNDIG | RUHE | HAUS | GEBÄRMUTTER
MF:
Operative *Herausnahme der Gebärmutter* verschlimmert
Irgendetwas ist danach nicht mehr so.
Sehr schreckhaft. Schon wenn ich weiß, jetzt kommt gleich ein Schlag.
Manchmal fühlt sich der Körper aufgeblasen an.
Suche meinen Körper ab. Wenn ich was finde, habe ich wieder die Angst und kann doch nicht glücklich sein.
Grummele morgens im Bauch. Schon Angstgefühle im Bauch.
Magen schon empfindlich
ANGST VOR HERAUSNAHME | IM STICH | STERBEN | STÄNDIG URINIEREN | VERLASSEN | WECHSEL

AA:
Herausnahme
Angst vor der Herausnahme
Angst vor der Narkose
Im Stich gelassen gefühlt
Panische Angst vor dem Sterben
Dauernder Harndrang
Unruhig
Verlassen
Unsettled
Immer wieder von vorn anfangen
Alles Wechseljahresbeschwerden.

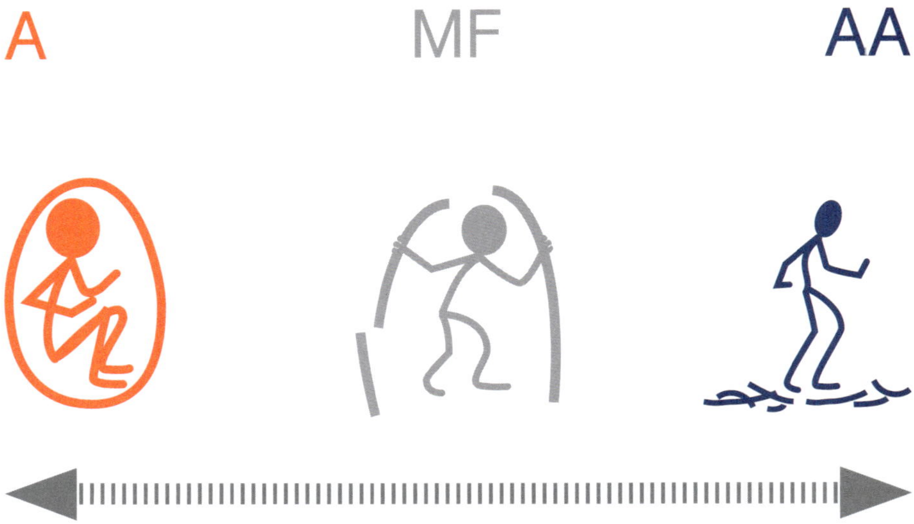

Sabines Quant

54. Die quantenlogische Diagnose

Der Arzt zieht aus seinen Aufzeichnungen eine sehr klare Abstraktion, eine Quantenlogische Diagnose QD.

A: Gegenüber dem beständigen, ruhigen, bleibenden Haus/Platz
MF: besteht eine panische Angst, dass es mit einem Schlag verloren gehen kann (wie durch eine Geburt, die Gebärmutter hat diese Funktion!)
AA: durch Wechsel, Eingriffe, Tod, Verlassen.

Auch dieses Quant gilt natürlich ebenso umgekehrt. Der Wechsel bringt Dynamik in die sonst tödlich bleibend abgeschlossenen Plätze. Denken Sie nur daran, was passiert, wenn eine Geburt nicht möglich ist.

Die Richtung bei Sabine ist allerdings klar vorgegeben: Panischer Erhalt der bergender Umstände wie Haus, Ruheplatz und Gebärmutter gegen jegliche Änderung.

Zwei Mittel stehen hier quantenlogisch primär zur Debatte:
AMMONIUM MURIATICUM scheidet aus, obwohl es panische Ängste vor Veränderung hat. Aber es fürchtet, dass es ihm zu gut geht, und meint deshalb, dass alles künftig nur schlechter kommen könne. Sabine aber geht es nicht zu gut. Sie hat nur die Furcht, dass der Lauf der Zeit ihr wie bisher immer wieder die Geborgenheit wegnehmen könnte.

Das ist KALIUM CARBONICUM (KALI-C) (Pottasche):

A: Erhalten des Quants als separabler, geschlossener, bergender Struktur (Geometrisch als Kugel, KALI)
MF: Angespannter Versuch, jede Veränderung zu verhindern, welche die separable, geschlossene, bergende Struktur gefährden könnte, sogar dann noch (virtuell), wenn diese sich schon aufgelöst hat.
AA: Funktionaler, Auflösung beinhaltender, naturgesetzlicher, also übergeordneter Prozess jeden Quants in der Biologie (CARB).

55. Sabines Erfolg - (k)ein wirkliches Märchen

Nachdem Sabine KALIUM CARBONICUM erhalten hat, ist die Panik schlagartig weg. Auch die Hitzewallungen sind verschwunden. Sie muss es in großen Abständen von ein bis zwei Jahren noch ein paar Mal auffrischen, immer in Rücksprache mit ihrem Quantenlogischen Arzt. Sie findet mit ihrem Mann ein Haus in ihrem Heimatland. Die Kinder kann sie ziehen lassen. Sie ist glücklich und symptomfrei. Wie im Märchen? Nein, es ist quantenlogische, exakte Wirklichkeit.

KALI-C

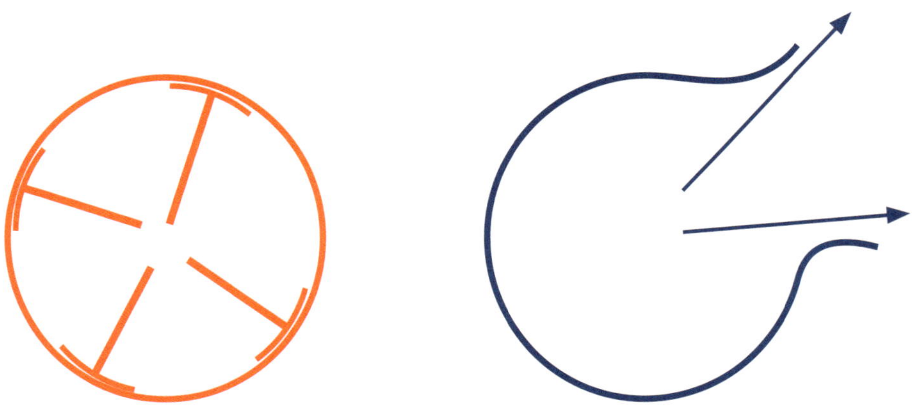

56. Mark als drittes Beispiel

Mark berichtet. *Ich habe schon ewig Anginen, beidseitig, habe aber keinen Hausarzt, weil ich so oft umgezogen bin. Nach großen Stressphasen im Job kommt die Angina häufiger. Wenn ich dann am Wochenende noch nach Rom fliege, tritt die Angina relativ zackig auf. Ich bin dann k.o. und kann gar nicht mehr schlucken.*

Wenn die Angina da ist, dann oftmals mit leichtem Hüsteln.
Ich verschleppe sie. Sie dauert lange.

Ich hüstele aus der Halsgrube. Erst kommt nichts.

Ich habe richtigen Nachholbedarf an Schlaf, im Urlaub zum Beispiel.

Ich musste mich wegen Hodenhochstands operieren lassen.

Ich spüre einen stechenden Schmerz, sobald ich den Mund bewege. Quantenlogisch ist Stechen eine Bewegung auf einen Punkt zu, auf ein Gebilde ohne Ausdehnung. Ohne Ausdehnung alias Raum gibt es keine Bewegung. Also ist Stechen eine Bewegung hin auf einen Stillstand.

Im Traum kann ich motorische Abläufe nicht mehr ausführen.
Ich kann nicht mehr Auto fahren.
Ich kann das Lenkrad nicht mehr drehen.
Ich erreiche die Treppe nicht mehr.
Ich laufe von etwas weg und komme die Mauer nicht mehr hoch, die ich zuvor geschafft habe.

57. Marks erste quantenlogische Diagnose

Der Quantenlogische Arzt findet rasch die erste Mathematische Form.

Der *Hausarzt*, der örtlich gebunden ist, kommt nicht mit, wenn Mark *oft umzieht.*

Auch die Träume zeigen, dass eine Dynamik, die möglich war, nicht mehr geht. *Ich kann nicht mehr Auto fahren, komme die Mauer nicht mehr hoch, die ich zuvor geschafft habe.* Eine Fortbewegung schaffen zeigt sich hier als Gegenüber des nicht mehr so fortbewegen Könnens.

A: Hausarzt (Lokal gebundener Arzt) Mauer nicht mehr hoch kommen
MF: Fortbewegung nicht mehr schaffen
AA: Oft umziehen Auto Fahren Mauer schaffen

Die erste Quantenlogische Diagnose:
Er kommt nicht mehr über die Mauer. Vorher kam er darüber. Er erreicht die Treppe nicht mehr wie zuvor. Er ist weniger dynamisch geworden, verzögerter.

Wenn er umzieht, bewegt er sich rascher, als wenn er ortsgebunden bleibt. Deutlich wird das am Hausarzt, der zurückbleibt. Rascher bewegen bedeutet Beschleunigen.

Zwischen hoher und langsamer Bewegungsfähigkeit bewegt sich Marks Quant. Diese Bewegung ist Beschleunigen und Verzögern.
Verzögerung / Beschleunigung ist die quantenlogische Diagnose zu diesem Zeitpunkt.

58. Marks Quant

Nun kann der Quantenlogische Arzt eine Aussage nach der anderen einordnen. Wieder nimmt er Negationen heraus. *Er erreicht die Treppe nicht mehr* stellt er ohne Negation in die andere Matrix. Der verzögernde Begriff des *nicht mehr* landet aber unbedingt in der Mathematischen Form.

A:
Ewig Anginen (Ewig = in die Ewigkeit, unendlich Verzögern)
Er verschleppt (verzögert) sie. Sie dauert lange.
Hausarzt (Örtlich unveränderlicher Arzt)
Mauer nicht mehr hoch kommen (Reduzierte Hochbewegung)
Kann gar nicht mehr schlucken (Schlucken verzögert gegen Null)
Da kommt erst nichts. (Gegen Null verzögerter Auswurf)
Nachholbedarf an Schlaf (Schlaf = Reduktion der Dynamik)
Hodenhochstand (Verzögerte Entwicklung)

MF: *Fortbewegung kann ich nicht mehr, die ich zuvor geschafft habe.*
Ich spüre einen stechenden Schmerz, sobald ich den Mund bewege.
(Bewegung auf einen Punkt zu, ohne Ausdehnung)

QD: Verzögerung / Beschleunigung

AA:
Oft umziehen (Dynamik. Höher als Hausarzt)
Kommt die Angina relativ zackig (Kommt zackig = rasch)
Auto Fahren (Rasche Fortbewegung)
Am Wochenende noch nach Rom fliegen (Zum Stress als überreichlicher Dynamik hinzu noch rasche Fortbewegung)
Motorische Abläufe
Auto fahren
Lenkrad drehen können
Treppe erreichen
Von etwas weglaufen
Die Mauer schaffen (Gute Hochbewegung)

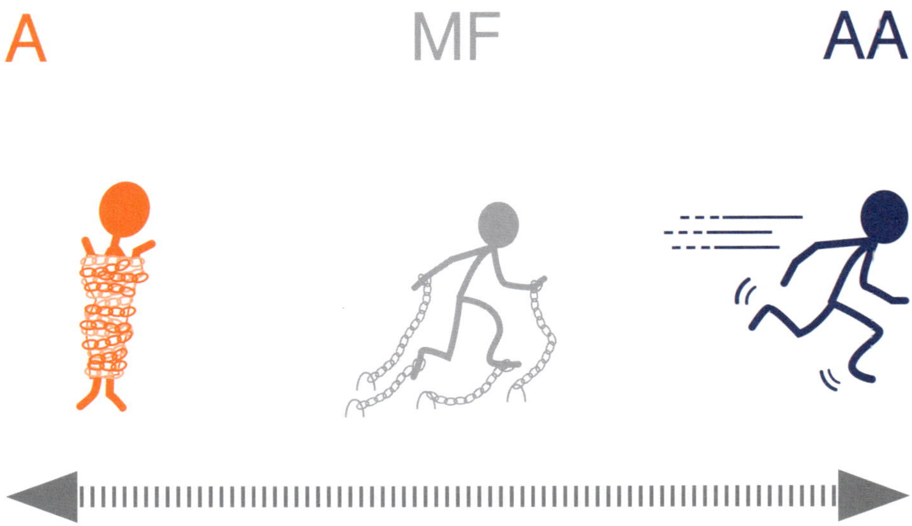

Marks Quant

59. Marks Arznei

Der Quantenlogische Arzt braucht nicht lange zu suchen.
Dieses Quant entspricht dem von SANGUINARIA CANADENSIS.
Es sieht so aus:

A: Die extrem hohe Geschwindigkeit wie eine Beschleunigung gegenüber der langsamen (vor allem im Kreisprozess)
MF: Gegenüberstellung von stark divergierenden Geschwindigkeitsabläufen
AA: Die extrem langsame Geschwindigkeit bis zum Halt oder Stillstand wie eine Verlangsamung gegenüber der schnellen (vor allem im Kreisprozess)

Hier zeigt sich die Mathematische Form bereits in A und AA. Bei guter Ausarbeitung muss das so sein. Sind A und AA doch nur die Extrempunkte der Mathematischen Form, wie Höchstgeschwindigkeit und Stillstand.

Für SANGUINARIA werden Symptome beschrieben wie

Empfindung, als sei sie in einem Eisenbahnwagen und es sprächen alle um sie her sehr schnell, sodass sie bitten muss, man möchte sie halten (3).
Sehr schnell / Halten!

Trockener Husten, muss sich aufsetzen und Gas geht nach oben und unten ab, was bessert (3)
Trockener und damit nicht lösender Husten / Gasabgang in alle Richtungen!

Ereignisse in ihren Träumen dauern nicht Stunden, sondern Wochen oder Monate (3).
Extreme Dauer, wie Marks „ewige Anginen".

SANG

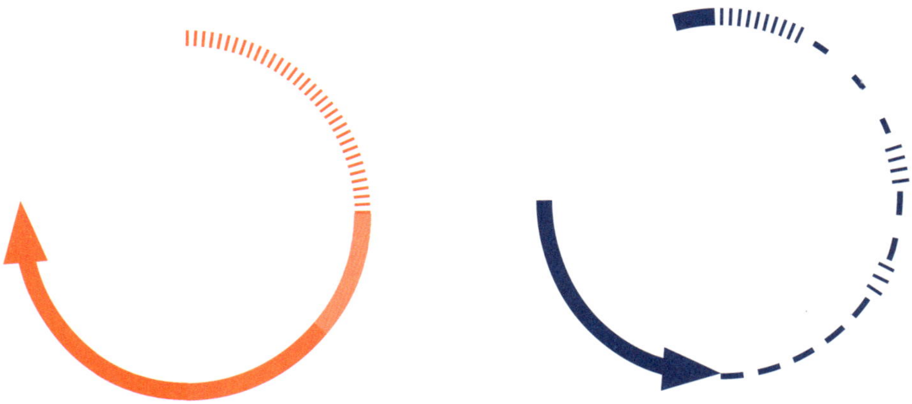

60. Marks Erfolg ist typisch

Mark erhält ein einziges Mal in seinem Leben SANGUINARIA.
Vier Jahre nach dem Termin berichtet er auf Anfrage:

„Ich habe nie wieder Mandelentzündung gehabt.
Ich checke auch nicht, warum!
Habe erst gestern von diesem Erfolg berichtet.
Absolut glücklich!
Sie können gern darüber schreiben!"

Das ist typisch für einen quantenlogischen Erfolg. Heilung bedeutet hier meist, dass die Symptome wie abgestellt sind. Für den Patienten ist das oft unerklärlich. Hat er doch nichts außer einem Kügelchen eingenommen, nicht das tägliche Antibiotikum. Er spricht daher nicht selten von einem „Wunder". Das heißt aber nur, dass er es sich nicht erklären kann.

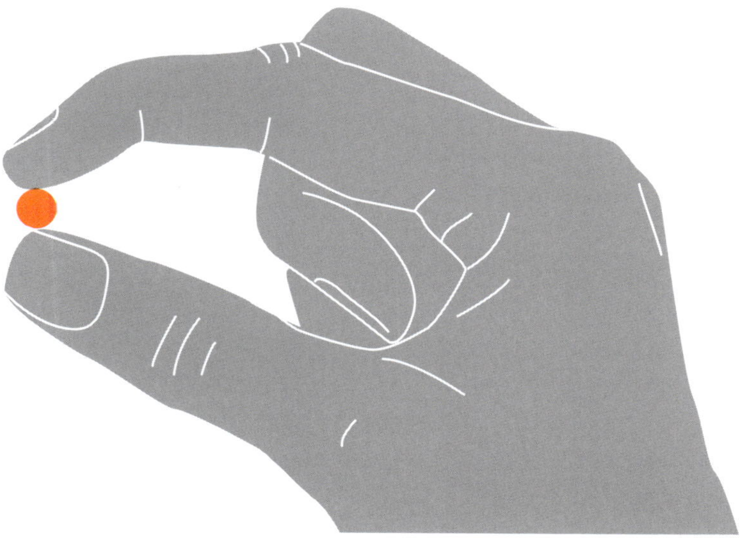

TEIL E

Die Gabe der Arznei

61. Die Potenzierung

Homöopathische Arzneien haben verschiedene Stärken. Diese heißen Potenzierungen. Der Quantenlogische Arzt gibt nur 3 Stärken (von Ausnahmen abgesehen):

Die C1000 als erste Gabe für Erwachsene. Das gilt nur, wenn das Quant wirklich exakt bestimmt worden ist. Sonst wäre diese Potenz zu gefährlich. Sie ist also nicht von Laien zu geben.

Die C200 als erste Gabe für Kinder bis 8 Jahre. Bei einem Alter zwischen 8 und 12 Jahren wägt der Arzt ab, ob er eine C200 oder C1000 gibt. Bei Erwachsenen klingt die Wirkung einer C200 zu rasch ab. Die chronischen Symptome bessern sich meist nicht anhaltend. Das zeigt sich vor allem bei wirklich schweren Erkrankungen wie Bluthochdruck oder Asthma bronchiale.

Die C30 ist die Zwischengabe bei akuten Erkrankungen, solange die C1000 oder C200 noch wirksam sind. Sie sehen, dass hier genaues Abwägen und Erfahrung notwendig sind. Ralf bekam die C30 für seinen Husten. Als Erstgabe wird sie gemieden, da sie dann häufig zu viel aufrührt.

Die Praxis zeigt seit Jahrzehnten experimentell, dass bei genauer quantenlogischer Technik der Anamnese und der Arznei die C1000 die richtige Einstiegspotenz ist, aber nur, wenn sie vom ausgebildeten Arzt gegeben wird. Sie ist dafür besser als C200 und C30. Die C1000 bringt mehr quantenlogischen Gestaltungsimpuls mit, der in der Fachsprache „Interesse" heißt, siehe „Die Logik der Ganzheit" (1). Man muss aber genau wissen, wie man mit ihr und ihrer Wirkung umgeht. Sie ist daher nichts für nicht Ausgebildete. Noch höhere Potenzen gibt der Quantenlogische Arzt nur sehr selten. Deshalb wird das hier nicht erörtert.

MERKE

C1000	Erstgabe für den Erwachsenen
C200	Erstgabe für das Kind
C30	für beide im Fall akuter Zwischenereignisse

62. Potenzen - Bedeutung und Krankheiten

Beim Krebs ist der Zusammenhang von übergeordneter Ganzheit und Selbstbehauptung gestört. Hierbei geht Ganzheit unübersehbar wesentlich verloren. Der Krebs ist lokaler. Deshalb brauchen Krebspatienten häufige, niedrige Potenzen für ihren Krebs neben den hohen Potenzen für sie selbst. Die C30 in häufiger Wiederholung bewährt sich dafür derzeit am besten. Sie ist lokaler - wie der Krebs.

Krebspatienten brauchen auch niedrige Potenzen.
Ihre Behandlung gehört in die Hand des Spezialisten.

Warum ist die C30 lokaler?
Das soll kurz erklärt werden, weil es für die Technik wichtig ist.

Beginnen wir mit der klassischen, chemischen Medizin. Sie arbeitet an der Substanz. Substanz gehorcht am besten der klassischen Logik. Hat Substanz doch einen exakten Ort. Der lässt sich gezielt behandeln, wie durch einen Verband auf einer Wunde oder ein Blutdruckmittel, das nur an einer bestimmten Stelle im Körper wirken soll. Das ist die übliche Therapie, der Arzt behandelt die Substanz lokal, also an einer Stelle.

Die Substanz ist die C Null. Je weiter man sich von ihr entfernt, indem man sie verdünnt, umso erfolgloser wird man klassisch logisch werden. Wie will man auch Substanz behandeln, wenn das Medikament keine Substanz mehr enthält, weil es so verdünnt ist?

Ganz anders bei der Ganzheit. Bietet sie doch gar keine Stelle (s. o.), ist an keine Substanz gebunden. Sie ist nichtlokal und damit nicht so lokal wie beispielsweise ein Fußnagel. Eine Medizin, die auf die Substanz wirkt, wäre hier so sinnlos wie umgekehrt eine ohne Substanz in der klassischen Medizin.

In diesem nichtlokalen oder quantenlogischen Bereich wirken homöopathische Arzneien. Wenn ein Arzt das mit kritischem Blick in seiner Praxis probiert, merkt er rasch und verunsichert, dass er hier in einem anderen Bereich arbeitet. Je mehr er wie gewohnt klassisch logisch vorgeht, umso mehr erntet er Misserfolg bei der Anwendung höheren Potenzen. Je quantenlogisch sauberer er arbeitet, umso exakter wirken gerade höhere Potenzen. Wenn er das in der täglichen Anwendung - als Anfänger oft frustriert - beobachtet, muss er es quantenlogisch verstehen lernen.

Das ist gar nicht schwierig. Der Substanz als C Null ist die C30 natürlich schon numerisch näher als die C1000. Je höher die Potenzierung, umso weiter ist man weg vom exakten Ort und damit von der Klassischen Logik und der Chemie. Eine höhere Potenz wird also weniger einen exakten Ort behandeln als die niedrigere, aber umso mehr eine Ganzheit. Quantenlogisch geht hier Lokalität verloren, dafür wird quantenlogische Wirkung, in der Fachsprache das quantenlogische Interesse, vermehrt (1). Wer also Quantenlogische Medizin gekonnt anwenden will, arbeitet nicht klassisch logisch, sondern exakt quantenlogisch und damit nichtlokal (1) mit nichtlokalen Arzneien.

MERKE
Hohe Potenzen sind ganzheitlich heilender, aber nur,
wenn sie exakt quantenlogisch bestimmt wurden.

Patienten mit Hauterkrankungen, psychischen Erkrankungen oder Nephrotischem Syndrom brauchen hohe Potenzen. Dass die Psyche nicht örtlich begrenzt ist, muss nicht erörtert werden. Auch die Haut bildet eine spezielle Ganzheit. Kann sie sich doch aus dem Rest wieder erneuern und heilen, wenn eine Verletzung an einer Stelle, also lokal, erfolgt ist. Wenn Sie dagegen vom Ohrknorpel etwas abschneiden, wächst nichts nach. Das ist eine Spezialität der Haut. Deshalb brauchen Haut wie Psyche logischerweise hohe, das heißt weniger lokale Potenzen. Dagegen kann bei Haut und Psyche eine C30 heftig verschlimmern. Solche Krankheiten sollte nur der Quantenlogische Arzt behandeln.

MERKE
Patienten mit Krankheiten der Haut, Psyche, Nephrotischem Syndrom brauchen hohe Potenzen!

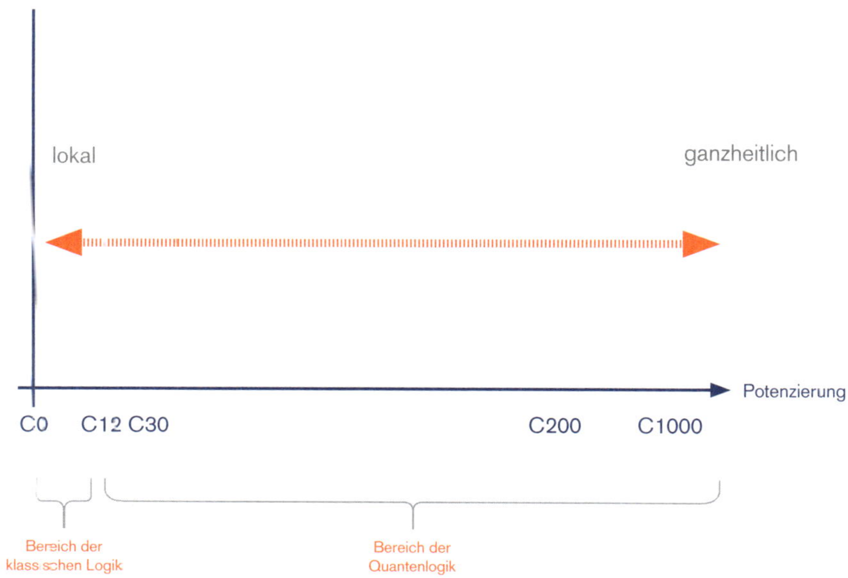

Ab C12 aufwärts ist statistisch
kein Wirkmolekül mehr zu erwarten.
Die Wirkung kann also nur durch
einen reinen Zusammenhang erfolgen,
einen unteilbaren, d. h. in-dividuellen Prozess
nach C. F. v. Weizsäcker (4).
Ein Quant zeigt einen solchen Zusammenhang
als eine exakt fassbare Ganzheit.

63. Große Kügelchen und Schlucke

Ob ein Kügelchen groß oder klein ist, hat keine Bedeutung. Auch ein großer oder kleiner Schluck hat die gleiche Wirkung. Hier geht es offenkundig nur um quantenlogische Informationen. Wenn Sie die teilen, bleibt die Information in beiden Seiten. Sie werden ja auch nicht dadurch dümmer, dass Sie Ihrer Freundin etwas mitteilen. Beide, Sie und Ihre Freundin, haben danach die Information. Selbst, wenn sie es weiter erzählt, verlieren Sie beide die Information nicht.

Das ist wie bei einem Radio. Ob Sie die Nachrichten aus einem großen Radio oder dem kleinen Radio im Ohr hören – Sie haben die gleichen Nachrichten erhalten. Es ist nur die Größe des Informationsträgers, die schwankt, die Nachrichten sind immer die gleichen!
Also können Sie ein ganz winziges oder großes Kügelchen nehmen, einen kleinen oder großen Schluck, das ist egal!

MERKE
Die Größe der Kügelchen oder Schlucke ist gleichgültig.

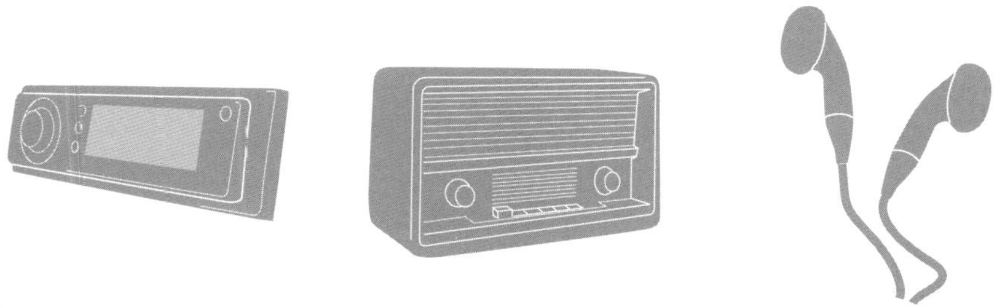

Nachricht

Die Information kann aus
verschieden großen Radios kommen
und dennoch die gleiche sein.

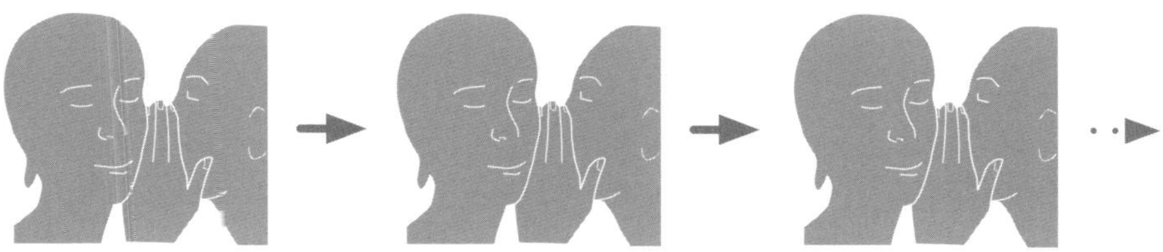

Nachricht

Auch wenn sie einhundertmal exakt weitererzählt wird,
teilen sich alle hundert Hörer die Information.

Obwohl dann alle die Information (miteinander) teilen,
wird sie nicht weniger. Jeder Einzelne besitzt sie ganz.

64. Erstreaktion meiden

Je kritischer die Situation des Patienten ist, in der er die Arznei bekommt, umso seltener und geringer ist die Erstreaktion.

Das ist sicher so. Warum ist das so? Ein ganz einfaches Denkmodell bewährt sich seit 25 Jahren.

Wenn der Patient als Ganzheit leidet, **hat er Bedarf** an der Information des Arzneiquants. Dann wird dessen quantische Information (quantenlogisches Interesse (1)) genutzt, das Leiden zu beheben.

Ein anderer Patient ist in einer stabilen Phase seiner chronischen Erkrankung. Solch eine Situation findet sich beispielsweise bei einem langfristig monotonen Verlauf einer nach Cortisongabe im Schub ruhenden MS. Gibt der Arzt nun die Arznei, bedrängt sie quasi den Patienten. Sie will ihn ändern, aber **seine Ganzheit hat keinen Bedarf**. Damit ist die Wahrscheinlichkeit viel höher, dass die Quanteninformation der Arznei die Symptome nährt, weil sie von der Ganzheit des Patienten nicht gesucht und nicht aufgenommen wird. Hier wartet der Arzt auf eine Verschlimmerung des Zustandes der Ganzheit, gleichgültig wo, denn Ganzheit ist nichtlokal. Es kann sich um einen Streit oder eine Erkältung handeln. In dieser Situation gibt er die Arznei (Stand 2011).

Das ist ein Denkmodell, das bestens funktioniert. Mit diesem Wissen umgehen Sie heftige Erstreaktionen.

65. Erstreaktion eher bei bestimmten Quanten

Bei bestimmten Quanten treten Erstreaktionen eher auf. Auch das erklärt sich einfach, mit dem gleichen Denkmodell. Erstreaktionen können als Abwehr eines quantenlogischen Eingriffs gesehen werden.

Wenn das Quant in seiner Widerspruchsfunktion selbst schon eine eher abschottende Struktur zeigt, wird das natürlich noch deutlicher. Solche Quanten tendieren dazu, Abwehrmaßnahmen gegen Einflüsse und Eingriffe zu entwickeln. Das kann eine grundsätzliche Heraustrennung aus dem Geschehen wie bei SULPHUR sein. GRAPHITES isoliert und „vergräbt" bestimmte traumatische Ereignisse, die vorsprachlich oder sprachlich unfassbar aufgenommen wurden. PETROLEUM versteinert in seinen Reaktionen. Es verwundert nicht, dass diese drei Arzneien bereits in der Klassischen Homöopathie für schwere Erstreaktionen bekannt sind. Der Grund konnte aber zuvor - bei fehlender Logik - nie geklärt werden.

Arzneien, die von sich aus mehr quantenlogisches „Interesse" am Außen haben wie zum Beispiel BELLADONNA, zeigen kaum Erstreaktionen.

Damit sind auch diese Reaktionen erklärbar und logisch. Bisher waren sie Naturereignisse wie Tornados. Ihre Berechenbarkeit bedeutet, dass der Arzt wissend mit ihnen umgehen kann.

66. Andere Medikamente

Die Quantum Logic Medicine basiert auf logischen Überlegungen. Der Arzt sucht exakt eine Arznei für die Ganzheit aus. Da ist es nur logisch, dass er alles mit dieser einen und keiner anderen Arznei behandelt. Eine zusätzliche homöopathische Arznei, zum Beispiel für etwas Akutes, ist aus dieser Erkenntnis heraus blanker Unsinn.

MERKE
Entweder wirkt die „Arznei für alles" auf alles –
oder sie ist nicht die „Arznei für alles"!
Dann wäre sie quantenlogisch die falsche. Logisch, oder?

So lässt sich in Akutsituationen durch die Gabe der einen Arznei testen, ob sie nur theoretisch oder tatsächlich diejenige ist, die alles bei diesem Menschen (oder Tier) heilt.

Der Arzt für Quantum Logic Medicine gibt daher keine Arzneien, die nur für eine Stelle, einen Bereich oder nur in einer akuten Situation wirken, keine Schüsslersalze, keine Ausleitung, keine kombinierten Arzneien, keine Elektroakupunktur, keine homöopathischen Parallelmedikamente und schon gar keine homöopathischen Kombinationen. Er gibt immer nur die eine Arznei für die Ganzheit.

Weder Kaffee noch Nikotin, Zahnpasta, Metalllöffel oder Röntgenstrahlen stören. Es sind historische Irrtümer aus einer Zeit, in der man Homöopathie ohne Logik anwandte.

Als ein Problem kann sich eine sehr ungeordnete Einnahme homöopathischer Medikamente herausstellen. Wenn sie lange und zuhauf eingenommen wurden, kann der Patient blockiert sein. Bei einer Patientin dauerte es neun Monate, bis sie wieder reagieren konnte. Lösung ist hier eine Homöopathiekarenz über Monate. Der Autor hat deshalb auch sein früheres Buch „Kranke Kinder homöopathisch heilen" aus dem Verkehr gezogen. Es war noch nicht quantenlogisch und behandelte zu sehr einzelne Krankheiten.

MERKE
Homöopathischer Mix ist so ein Unsinn wie ein Nachrichtenmix.
Homöopathische Arznei ohne Nebenwirkung?
Nur, wenn sie exakt quantenlogisch angewandt wird.

67. Chemische Medikamente

Und die chemischen Medikamente? Sie stören viel weniger als angenommen. Eine unselige Wissenschaftsfeindlichkeit hat hier einen Graben aufgetan. Den gibt es so aber gar nicht. Quantenlogische Medizin zeigt, dass die Therapie mit homöopathischen Arzneien auf wissenschaftlichem Boden möglich ist. Echte Wissenschaft ist nirgends ein Gegner in der Medizin. Wissenschaft bietet mit der Quantenlogik sogar die Logik des Heilens. Was will man mehr?

Was ist Fakt an den Problemen mit chemischen Arzneien? Cremt jemand 20 Jahre lang täglich Cortison auf seine Ganzkörperneurodermitis, ist diese manchmal nicht mehr zu heilen (Stand 2011). Wenn chemische Medikamente vernünftig eingesetzt wurden und nicht zu den extrem blockierenden wie beispielsweise MTX gehören, lässt sich oft noch etwas erreichen. Auf jeden Fall hat dieser Patient bessere Aussichten als der, der sich über Jahre mit homöopathischen Komplexmitteln zu behandeln versucht hat.

Wie geht der Quantenlogische Arzt mit chemischen Arzneien um? Sie sind für ihn wie Gehstöcke des Patienten. Er wird sie erst weglassen, wenn der Patient Gehen gelernt hat. So prüft der Arzt, was chemisch notwendig und was überflüssig ist. Unerlässliche Medikamente lässt er den Patienten natürlich weiter einnehmen, seien es Asthma- oder Hochdruckmittel. Er gibt also zu diesen Arzneien die eine quantenlogische dazu. Wenn die quantenlogische gut und anhaltend wirkt, reduziert er die chemischen unter Kontrolle Schritt für Schritt.

MERKE
Notwendige chemische Arzneien sind wie Gehstöcke.
Sie werden erst weggelassen, wenn der Patient ohne sie „gehen“ kann.

Quantenlogischer Behandlungsverlauf bei chemisch eingestellten Patienten:

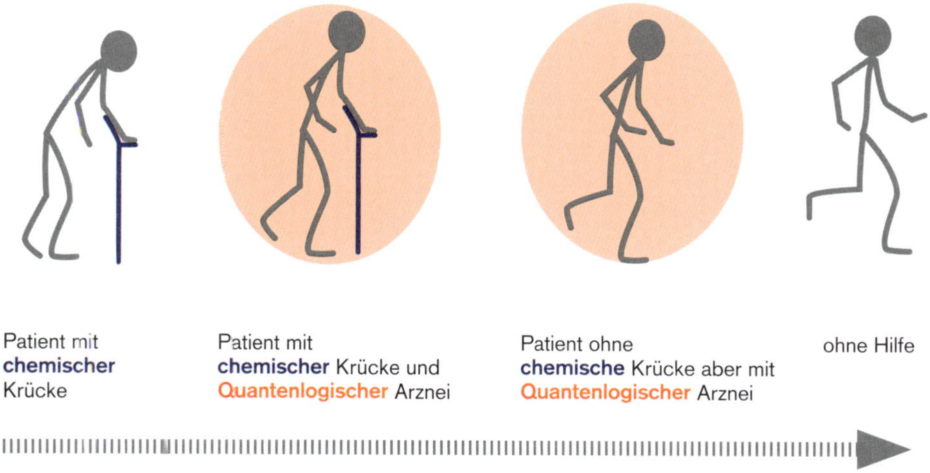

Der chemische Gehstock kann helfen,
bis er durch die Wirkung der
Quantum Logic Medicine nicht mehr
gebraucht wird.

68. Wiederholung der quantenlogischen Arzneigabe

Die Wiederholung der Arzneigabe erfolgt nicht (!) nach einer bestimmten Zeit. Entscheidend ist auch hier nur die Funktion. Solange eine Wirkung feststellbar ist, darf nicht wiederholt werden.

Das ist logisch. Eine chemische Arznei wird nach einer bestimmten Zeit abgebaut und ist dann nicht mehr wirksam. Eine quantenlogische, die wie eine Information wirkt, wird verarbeitet und nicht verdaut. Es hängt also von der Verarbeitung und damit vom Patienten und der merklichen Wirkung an ihm ab, wann der Arzt wiederholt.

MERKE
Niemals (!!!) eine Arznei in eine Besserung hineingeben!

Warum? Nicht nur, weil damit eine Wirkung die andere überlappt. Die Beurteilung wird dadurch immer schwieriger. Der eigentliche Grund ist schwerwiegender. Gibt man in einer Besserung, kann eine Erstreaktion deutlich heftiger auftreten.

MERKE
Gibt man die Arznei in eine Besserung hinein,
kann eine schwerwiegende Erstreaktion auftreten.

Der Autor behandelt seit Jahren sehr schwere Erkrankungen aller Art. Als er dieses Gesetz noch nicht entdeckt hatte, bekamen alle MS-Patienten Schübe nach Gabe der exakten Arznei (auch unter Beachtung der Miasmen der Klassischen Homöopathie). Nach Beachtung dieses Gesetzes passierte das nicht mehr. Die Erfolge bei MS sind nun beachtlich.

69. Was ist eine Besserung?

Was aber ist eine Besserung? Am wichtigsten ist die Beachtung der Stabilität.

„Alle Beschwerden sind noch da, aber sie stören mich lange nicht mehr so!"
„Ich mache meine Aufgaben wieder viel lieber, ich weiß auch nicht, warum ..."
„Meine Mobbingsituation hat sich nicht verändert. Aber sie macht mir nichts mehr aus, ich bin irgendwie viel stabiler!"

Solche Sätze sind die sichersten Zeichen, dass man nicht eingreifen sollte. Sie sprechen für eine Reaktion der Ganzheit. In der Regel verblassen die Symptome kurz darauf, um später ganz zu verschwinden.

70. Wirkung wo? Falsche Arznei?

Was aber, wenn primär lokale Wirkungen auftreten und noch keine der Ganzheit? Wenn sich das Asthma bessert, aber der Ischias nicht? Tatsächlich bewähren sich Gesetze des Arztes Constantin Hering hier sehr gut.

MERKE
Heilung erfolgt
von oben nach unten und
von innen nach außen.

Und dennoch:
Verfällt der Allgemeinzustand dabei,
ist die Arznei fast immer falsch gewählt!

Eine unpassende Arznei immer weiter zu geben, schadet dem Patienten. Man mag sich wundern, warum sich das noch nicht herumgesprochen hat. Es liegt sicher daran, dass die Arzneien so oft derart abwegig gewählt sind, dass sie nicht schaden. Sie wirken dann auf den Körper wie eine japanische Nachricht auf ein deutsch geschultes Ohr: Gar nicht.

Je genauer die Wahl wird, umso deutlicher der Eingriff. Deshalb muss dann umso mehr auf genaue Gabe und den Verlauf geachtet werden. Dafür werden Ärzte jahrelang trainiert.

71. Keine Wirkung?

Die Wirkung dauert so lange, wie man eine Wirkung feststellen kann. Aber was, wenn keine Wirkung feststellbar ist? Die Wirkung einer quantenlogisch exakten Arznei ist nicht marginal, sondern eher überraschend deutlich bis hin zum Gefühl eines „Wunders“. Wenn sich gar nichts tut, muss der Arzt erneut Daten aufnehmen und nachdenken. Er hat sich geirrt.

Eine fantastische Wirkung innerhalb von Stunden ist durchaus möglich. Der Arzt aber weiß, dass er in der Beurteilung abwarten muss. Es könnte sich auch um eine zu oberflächliche Wirkung handeln. Dann hat der Arzt die eigentliche Mathematische Form nicht gesehen. Die Arznei „räumt“ nur oberflächlich und deshalb rasch auf. Wie bei einer blitzschnellen Aufräumaktion nach Ankündigung eines Besuchs in einer Viertelstunde wirkt alles in Minuten ordentlich. Aber das Wegstopfen des Schals in den Küchenschrank erhöht nicht gerade die langfristige Ordnung.

Der Arzt muss sicher wissen, wann eine Wirkung ausbleibt. Dafür haben sich Grenzdaten bewährt, bis wann sich eine Wirkung gezeigt haben muss, sogenannte „Deadlines“.

Die Deadline einer C1000 beim Erwachsenen oder C200 beim Kind liegt bei 6 bis 8 Wochen. Das ist aber wieder abhängig von verschiedenen Funktionen.

Die Dauer wird unter anderem von diesen Faktoren beeinflusst:

- Bei dem Mittel SEPIA verlängert sich die Deadline auf 12 Wochen, weil es periodisch oder schubweise wirkt und daher schwerer beurteilbar ist.
- Wenn eine Krankheit schleichend ist, wird die Wirkung ebenfalls schleichen.
- Schreitet eine Krankheit fulminant fort, muss auch die Wirkung fulminant sein. Das ist logisch. Ist doch das Quant des Patienten das der Arznei oder dem jedenfalls höchst nahe, also auch in seiner Schnelligkeit.

MERKE
So schnell wie eine Krankheit verläuft,
so schnell kann man die Wirkung der Arznei erkennen.

Man wiederholt, wenn der Prozess ohne weitere Besserung stagniert.

72. Wiederholung wie oft?

Die C30 wird maximal 3-4-mal wiederholt. Wirkt sie dann nicht, wirken auch 10 Gaben nicht. Da sie aber bei sinnloser Wiederholung verschlimmern könnte, ist die Einnahme zu stoppen.

MERKE
Wirken 3 Gaben C30 nicht, so wirken auch 10 Gaben nicht. Deshalb nicht öfter als 3 bis 4-mal versuchen. Wirkt es nicht, muss der Quantenlogische Arzt über eine andere Potenz oder eine andere Arznei nachdenken.

Die C1000 wird immer nur einmal genommen, 1 Kügelchen oder 1 Schluck. Nachfolgend wird bei akuten Ereignissen die C30 gegeben, solange die C1000 allgemein noch wirkt. Die C1000 soll ein Patient nicht wiederholen ohne Rücksprache mit dem Arzt für Quantum Logic Medicine!

Beispiele der Abstände der Wiederholung bei Nichtwirkung.

- Halsentzündung, die innerhalb von 2 Stunden entstanden ist:
  Bei Gabe einer C30: 1 Stunde
- Grippe, die sich schon seit 3 Tagen entwickelt:
  Bei Gabe einer C30: ½ bis 1 Tag
- Migräne, Rheuma, Asthma seit 10 Jahren:
  Bei Gabe einer C1000: 6-8-10 Wochen

Hier kommt einer der wichtigsten Grundsätze der Quantum Logic Medicine zum Zuge:

Solange eine heilende Wirkung feststellbar ist, nicht wiederholen!!
Erst, wenn die Wirkung sicher nachlässt, über eine Wiederholung nachdenken!!

73. Notfälle

In akuten Notfällen kann deutlich öfter wiederholt werden. Bei einem akuten Kruppanfall kann das alle 2 Minuten geschehen, beim Asthmaanfall alle 5 Minuten, bei Stürzen von Kindern abhängig vom Befinden alle 2-10 Minuten.

MERKE
In extremen Notsituationen erweist sich die Höhe der Potenz als egal!
Nur die Arznei muss stimmen.

ARNICA im Notfall? Nein: Immer die richtige quantenlogische Arznei. Damit sind Sie viel effektiver. Wenn diese Arznei nicht bekannt ist, kann (!) man ARNICA geben. Aber man verdrängt oder verschiebt. Behandelt man doch nur die akute Notfallreaktion. Mit dem quantenlogischen Mittel kommt man dagegen auch an den Grund des Sturzes. Der Effekt ist blitzschnell und tiefer.

Ein Patient sollte nicht vergessen

Notfalls Arzt und Krankenwagen rufen!

74. Logik hat Zukunft!

Die Naturwissenschaft arbeitet mit Denkmodellen. Es sind Vorstellungen, mit deren Hilfe die gefundene Wirklichkeit beschrieben wird. An der täglichen Wirklichkeit werden sie ständig überprüft. Sie gelten solange, bis sich Widersprüche oder Erweiterungen zeigen. Dann werden sie fortentwickelt.

So kommen sie einem Bild der „Wirklichkeit" immer näher. Diese Wirklichkeit zeigt sich in ihnen als wirksam. Das ist die „Wahrheit" der Naturwissenschaft. Auf die Feststellung einer absoluten, bleibenden Wahrheit verzichtet die Naturwissenschaft. Eine Haltung, die sich bisher als fruchtbar erwiesen hat. Sie erlaubt Entwicklung. Und gibt damit Zukunft.

Es ist an der Zeit, dass die Medizin diese kühle, aber klare Denkart übernimmt. Nicht nur in Statistiken, sondern von Grund auf. Die Quantenlogische Medizin ist die erste Medizin, die von Grund auf logisch aufbaut. Wie eine Naturwissenschaft. In der Physik hat sich dieser Aufbau über Jahrhunderte bewährt. Ein ständiges Ringen um die neuen Erkenntnisse und deren Bedeutung lässt Menschen reifen. Und vermittelt einen Hauch vom Spüren dessen, was die Natur gestaltet. Wie klar und durchgreifend logisch sie ist. Das gibt dem Menschen Ruhe. Und lässt ihn wie Kepler nach weiteren Gesetzen suchen, um in diesen Gesetzen zu ergründen, wie viel Sinn die Welt zusammenhält.

Eine Medizin, die den Weg geht, mit der Logik des Heilens zu heilen, muss heilen. Umso exakter, je exakter sie entwickelt und angewandt wird. Logischerweise.

Es macht Freude, den Zug des Fortschritts der Quantenlogischen Medizin fahren zu sehen. Alle paar Jahre zeigt sich eine unerwartete Weiterentwicklung mit erheblich mehr Erfolg in der Praxis. Und immer mehr Heilungen.

Quellen

(1) Walter Köster, Die Logik der Ganzheit, Quantum Logic Medicine Verlag Frankfurt am Main 2006, ISBN 978-3-9813042-0-6

(2) Walter Köster, Die Quantenlogische Medizin – light, Quantum Logic Medicine Verlag Frankfurt am Main 2009, ISBN 978-3-9813042-1-3

(3) Frederic Schroyens (Hrsg.), Synthesis, Repertorium homoeopathicum syntheticum, Hahnemann-Institut Greifenberg, ISBN 3-929271-02-8

(4) Carl Friedrich von Weizsäcker, Zeit und Wissen, Carl Hanser Verlag München 1992, ISBN 3-446-16367-0

Vom gleichen Autor erschienen:

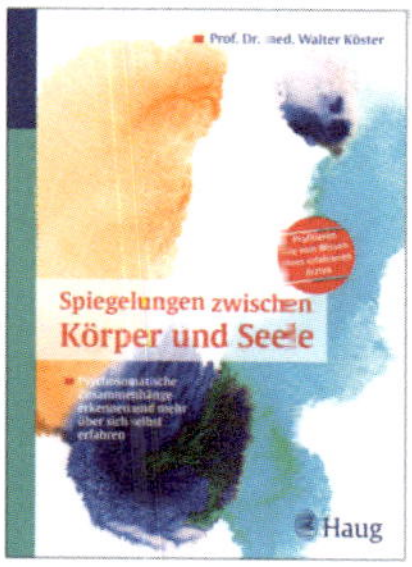

Spiegelungen zwischen Körper und Seele

Psychosomatische Zusammenhänge erkennen

und mehr über sich selbst erfahren

Haug Sachbuch; 3. überarbeitete Auflage, 2006

ISBN-10: 3830422164

ISBN-13: 978-3830422167

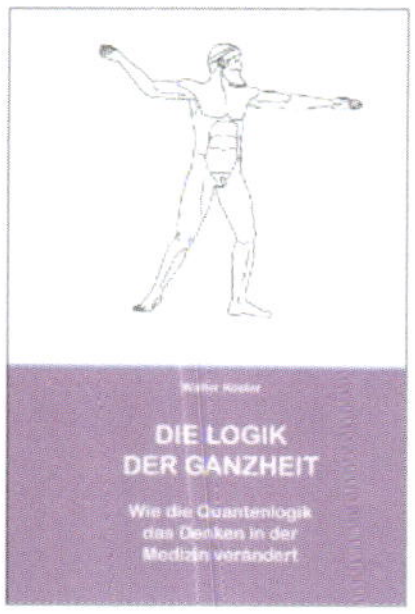

Die Logik der Ganzheit

Wie die Quantenlogik die Medizin verändert

Quantum Logic Medicine Verlag KG, 2009

ISBN-10: 3981304209

ISBN-13: 978-3981304206

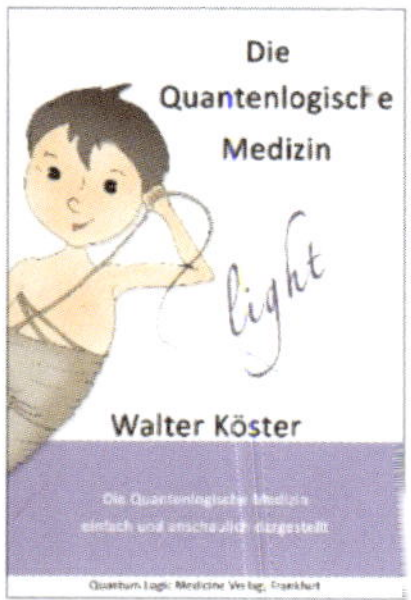

Die Quantenlogische Medizin light

Die Quantenlogische Medizin einfach

und anschaulich dargestellt

Quantum Logic Medicine Verlag KG, 2009

ISBN-10: 3981304217

ISBN-13: 978-3981304213

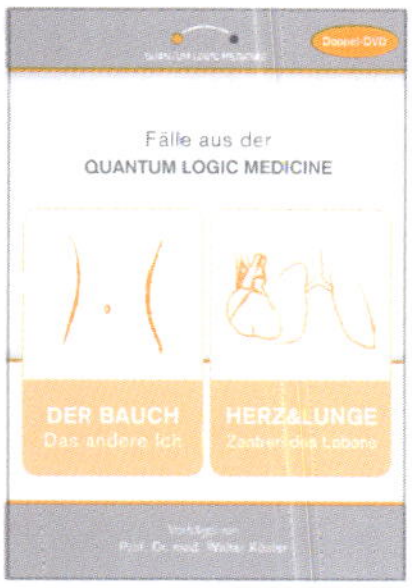

Doppel-DVD - Fälle aus der Quantum Logic Medicine

Der Bauch - Das andere Ich

Herz&Lunge - Zentren des Lebens

Vorträge von Prof. Dr. med. Walter Köster

ISBN 978-3-9813042-5-1

Über den Autor

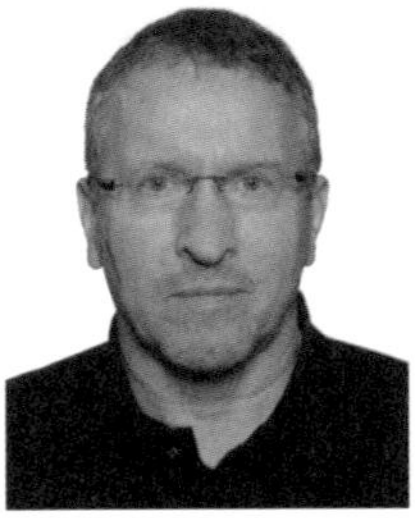

Prof. Dr. med. Walter Köster
forscht seit drei Jahrzehnten an einer von Grund auf sicheren Medizin. Mit der Quantum Logic Medicine hat er das breite Wissen der Medizin auf eine logisch exakte Grundlage gestellt. Mit diesem ganz neuen wissenschaftlichen Verständnis lassen sich klare Zusammenhänge jedes einzelnen Menschen erkennen. Seine Krankheit wird exakt durchschaubar. Sie zeigt sich als Teil eines genauen Prozesses, der diesen Menschen formt, sein Quant. Es herauszuarbeiten und genau zu behandeln ist das Vorgehen der Quantum Logic Medicine. Ärzte sind begeistert über zunehmende Heilungen.

Weitere Infos unter:

www.quantum-logic-medicine.de